DE L'APPLICATION

DE LA MÉTHODE SOUS-CAPSULO-PÉRIOSTÉE

A LA

RÉSECTION TIBIO-TARSIENNE

PAR

Le Dr Amédée NODET

ANCIEN INTERNE DES HÔPITAUX DE LYON,
LAURÉAT DE L'ÉCOLE ET MEMBRE ADJOINT DE LA SOCIÉTÉ DES SCIENCES MÉDICALES
DE LA MÊME VILLE.

PARIS

ADRIEN DELAHAYE, LIBRAIRE-ÉDITEUR

PLACE DE L'ÉCOLE-DE-MÉDECINE.

1869

DE L'APPLICATION

DE LA MÉTHODE SOUS-CAPSULO-PÉRIOSTÉE

A LA RÉSECTION TIBIO-TARSIENNE

Paris. A. Parent, imprimeur de la Faculté de Médecine, rue M^r-le-Prince, 31.

DE L'APPLICATION

DE LA MÉTHODE SOUS-CAPSULO-PÉRIOSTÉE

A LA

RÉSECTION TIBIO-TARSIENNE

PAR

Le Dr Amédée NODET

ANCIEN INTERNE DES HÔPITAUX DE LYON,
LAURÉAT DE L'ÉCOLE ET MEMBRE ADJOINT DE LA SOCIÉTÉ DES SCIENCES MÉDICALES
DE LA MÊME VILLE.

PARIS
ADRIEN DELAHAYE, LIBRAIRE-ÉDITEUR
PLACE DE L'ÉCOLE-DE-MÉDECINE.

1869

DE L'APPLICATION

DE LA MÉTHODE SOUS-CAPSULO-PÉRIOSTÉE

A LA

RÉSECTION TIBIO-TARSIENNE

L'application de la méthode sous-capsulo-périostée aux résections articulaires change notablement les conditions et les résultats de ces opérations. En effet, les résections ainsi modifiées ne relèvent plus seulement de la chirurgie dite *conservatrice*, mais aussi de celle qu'on peut nommer plus justement *réparatrice* ou même *régénératrice*. Elles permettent d'éviter, dans un certain nombre de cas, l'amputation, d'enlever le moins de tissu possible, et placent l'économie dans des conditions telles que, chez les jeunes sujets au moins, ce tissu enlevé est reproduit, et, à la place de l'organe malade, se substitue un organe de nouvelle formation qui remplit les fonctions du premier.

Témoin des beaux résultats obtenus grâce à cette méthode par notre maître M. Ollier dans les diverses résections, nous avons été amené à rechercher particulièrement quels étaient les résultats apportés par la même méthode dans les résections de l'articulation tibio-tarsienne.

Il est nécessaire dans cette étude de ne tenir qu'un compte très-limité des faits anciens. Les conditions de cette opération sont aujourd'hui tellement différentes que c'est d'après de nouveaux faits qu'il faut la discuter et la juger. Les observations de résection tibio-tarsienne sous-capsulo-périostée sont encore peu nombreuses. Langenbeck en a publié 11 cas ; M. Aubert, de Mâcon, 1 ; M. Ollier, de Lyon, 4 ; en outre, il en existe 4 inédits, 1 de M. Jambon, chirurgien de l'hôpital de Mâcon ; 2 de M. Laroyenne, chirurgien désigné de l'hôpital de la Charité de Lyon, et 1 de M. Ollier.

C'est de cet ensemble de faits, variés quant à leur forme et appartenant à des chirurgiens différents, que nous essaierons de tirer des conclusions sur la valeur de cette opération. Excepté les opérés de Langenbeck, nous avons pu voir nous-même tous les reséqués dont nous citons les observations ; la guérison de plusieurs d'entre eux date déjà de plusieurs années.

Restreindre le nombre des cas d'amputation et conserver un membre utile, tel nous paraît être le but que doit atteindre cette opération ; tel aussi, osons-nous ajouter, quitte à le prouver plus tard, est celui qu'elle a atteint. D'ailleurs si cette opération n'est pas encore ancrée dans la pratique des chirurgiens français, elle a déjà un contrôle étranger. Langenbeck, entre autres, compte neuf beaux succès bien capables d'encourager les chirurgiens à marcher dans la même voie. Pourtant ce sont les observations seules dont nous avons pu voir le résultat qui nous inspireront les réflexions qui vont suivre.

Nous remercions MM. Ollier, chirurgien en chef de l'Hôtel-Dieu, Laroyenne, chirurgien désigné de la Charité, Jambon et Aubert, de Mâcon, P. Broca, professeur de clinique chirurgicale à la Faculté de Paris, de la bonté avec laquelle ils nous ont donné les renseignements qui étaient en leur possession au sujet de notre thèse, et procuré les moyens de constater les résultats obtenus chez leurs opérés.

CHAPITRE Ier.

HISTORIQUE.

De tout temps on a dû faire des résections pour des luxations irréductibles du pied, avec perforation des téguments par les os de la jambe ; de tout temps aussi, on a dû enlever des esquilles lorsque, dans une luxation compliquée de fracture comminutive, le chirurgien tentait la conservation du membre, soit parce que le malade refusait l'amputation, soit pour toute autre raison. On peut, en effet, faire remonter cette pratique au temps d'Hippocrate (1), qui est très-explicite à cet égard. Mais, dans ces cas, la violence extérieure isolant les os des parties molles laissait peu à faire au chirurgien. Ce n'était pas, à proprement parler, une résection, c'est-à-dire une opération réglée par l'art, ayant son manuel opératoire et ses indications spéciales, c'était plutôt une réduction de luxation compliquée de plaie ; on facilitait ou on rendait possible cette réduction par une résection des os qui faisaient issue et on attendait. On le voit, ce n'était guère là qu'une extraction de corps étranger. C'est à cette pratique qu'appartiennent les faits de Gouey, Gooch, Cooper, Hey, Deschamps, White,

(1) Œuvres d'Hippocrate, traduction de Littré, t. III, p. 535 ; t. IV, p. 393.

Park, Delpech, etc., cités dans tous les ouvrages classiques.

Josse (1), qui pratiquait au commencement de ce siècle, encouragé par son expérience, étendit l'emploi de la résection à une luxation du tibia avec fracture et déplacement du péroné, *mais sans plaie*. Cette opération fut faite en vue de combattre les symptômes les plus graves. C'était là une tentative hardie, et qu'on ne devra imiter qu'avec la plus grande réserve. C'est pourtant un progrès et ce progrès n'est que la conséquence de l'heureuse initiative de Moreau père, qui, le premier, fit une résection tibio-tarsienne sur un malade dont l'articulation, affectée de carie, était entière et sans déplacement des parties. Ce n'est pas que le précepte n'eût été formulé longtemps avant lui ; on lit dans Paul d'Egine : « Si extremitas ossis prope articulum fuerit affecta (ca- « rie) « resecare ipsam oportet » ; mais il ne fut mis en pratique que longtemps après pour l'extrémité supérieure de l'humérus par Vigarous, en France, 1767, et par White, en Angleterre, 1768. Il ne fut appliqué à l'extrémité inférieure du tibia qu'en 1792, par Moreau père (2).

Ce dernier avait déjà fait, en 1782, pour cause traumatique, mais au dix-neuvième jour seulement de l'accident, une résection des deux os de la jambe, fracturés et faisant issue à travers la peau. Le résultat fut parfait et dut certainement encourager ce chirurgien à tenter la même opération dans les cas de cause pathologique. Le succès vint couronner cette dernière tentative. Le

(1) Velpeau, Méd. opér. ;
(2) Essai sur la résection. Moreau (de Bar-le-Duc), 1816.

malade marcha facilement et presque sans claudication. C'est donc cet éminent chirurgien que l'on doit considérer comme le véritable inventeur de la résection tibio-tarsienne.

A partir de cette époque, les observations se succèdent rapidement : elles se rapportent à des malades affectés de carie ou de traumatismes graves. Pour carie seulement, on cite une observation de Moreau fils, 1796 (1). Il enleva avec la gouge un pouce et demi du tibia et respecta le péroné, qui était sain : il y eut un peu de rotation du pied en dedans, et la marche se fit plus tard sans bâton, mais le pied portait sur son bord externe.

Mulder (1810) (2) retrancha cinq pouces du péroné affecté de carie. Le résultat est inconnu. Le 6 mars 1813, Champion opéra de même Thérèse Péru, qui fit assez souvent plus tard plusieurs lieues à pied.

En 1821 Liston (4) eut également un succès : il avait extirpé l'astragale, le scaphoïde et deux cunéiformes.

Le 3 avril 1830 Champion (5) opéra, pour carie toujours, Etienne Chauvel qui se servit plus tard très-utilement de son pied. En 1832 Roux (6) fut moins heureux et perdit son malade. La science enregistre encore les observations (7) suivies de succès de Jœger, 1833 et 1835, de Textor père, 1844, et de Textor fils 1851 et 1852; mais pendant cette période on signale quatre insuccès. Trois

(1) Opér. cit.
(2) Velpeau Méd. opérat.
(3) Velpeau, Méd. opérat.
(4) Heyfelder, Traité de résection, trad. Bœckel.
(5) Velpeau, op. cit.
(6) Idem.
(7) Heyfelder, op. cit.

fois les chirurgiens Textor père, Heyfelder et Hussey durent faire une amputation consécutive. Le quatrième malade opéré par Gunther eut une récidive et mourut de phthisie.

Les résections traumatiques sont plus nombreuses. Heyfelder en compte 137. Elles donnent des résultats plus favorables encore. Mais tous les faits malheureux n'ont peut-être pas été exactement publiés ; car à partir de 1830, au moins en France, on voit les chirurgiens abandonner presque complétement cette pratique. MM. Pétrequin et Sédillot la condamnent. Ce dernier pourtant publie au même moment une de ces résections qu'il avait faites avec succès dans un cas de luxation et fracture compliquée.

Velpeau avait écrit que cette opération offrait peu d'avantages sur l'amputation de la jambe, Malgaigne au contraire, un peu plus tard, pensait qu'elle ne méritait pas le discrédit dans lequel elle était tombée. Bonnet, dont les beaux travaux sur les maladies des articulations ont illustré la chirurgie lyonnaise, ne fit jamais la résection qui nous occupe. Il l'avait enveloppée dans la proscription qu'il avait mise sur toutes les résections des grandes articulations. Les autres chirurgiens de Lyon l'imitèrent; et on ne cite pas une seule opération de ce genre, pratiquée dans cette ville, avant celles qu'a publiées M. Ollier.

A l'étranger la résection tibio-tarsienne était moins discréditée. Presque toutes les observations postérieures à 1830 appartiennent à nos voisins.

Elles ont été rassemblées par Heyfelder dans son traité des résections, 1863. Ce chirurgien se montre favorable à cette opération, mais ne fait pas mention de la conservation du périoste. Larghi (de Verceil) a fait des résections sous-périostées. Il a même proposé de faire la résection sous-capsulo-périostée des grandes articulations ; mais il ne l'a jamais appliquée, que nous sachions, sur le vivant. Tel était l'état de la question lorsque parut le Traité expérimental et clinique de la régénération des os et de la production artificielle du tissu osseux de M. Ollier (1).

Dans les affections chroniques qui avaient résisté aux moyens thérapeutiques conseillés en pareil cas on pratiquait généralement l'amputation.

Dans les traumatismes, c'était encore à l'amputation qu'on avait recours, à moins qu'on essayât cette sorte d'expectation avec ablation d'esquilles, et même excision des os que nous avons vu remonter au temps d'Hippocrate.

Josse avait bien étendu les indications de la résection tibio-tarsienne, mais il n'avait pas eu d'imitateurs. Nous devons signaler pourtant pour les affections chroniques les essais d'intervention chirurgicale de Sédillot et de Larghi. Le premier a proposé d'appliquer l'évidement aux tumeurs blanches suppurées des grandes articulations ; le second, mettant en pratique le conseil donné par Troja de détruire la moelle pour nécroser l'os et amener la formation d'un os nouveau, fit la cautérisation avec des cylindres de nitrate d'argent enfoncés dans les trajets fistuleux ; mais l'évidement, méthode excellente lorsqu'il s'agit d'un os comme le calcanéum ou d'un point limité d'une épiphyse, est loin d'offrir les mêmes avantages quand on l'applique dans une grande

(1) Victor Masson, 1867.

étendue aux différents os qui constituent une grande articulation.

Dans ce cas l'évidement laisse une plaie osseuse irrégulière, anfractueuse, mal disposée à la cicatrisation. Il faut bien différencier l'évidement dit sous-périosté, dont nous parlons ici, d'une pratique déjà ancienne dans la chirurgie, pratique que les chirurgiens, surtout les chirurgiens lyonnais, ont précieusement conservée. Elle consiste dans l'ablation avec la gouge ou le trépan des portions osseuses malades, et, dans certains cas, dans la cautérisation de la cavité ainsi faite. Cette pratique, souvent suffisante dans les cas de carie limitée ou de petits séquestres, a déjà été appliquée pour carie par Moreau fils, comme complément des résections, dans le but d'éviter l'ablation des os malades dans une trop grande étendue.

Ce chirurgien l'a même appliquée en particulier dans la résection tibio-tarsienne et de la manière que nous avons exposée : quant à M. Sédillot, avec une théorie différente, que nous ne discuterons pas ici, il a appliqué cette méthode aux lésions épiphysaires de l'articulation tibio-tarsienne. Nous partageons sa manière de voir au point de vue clinique, et, pour juger l'évidement sous-périosté, appliqué aux lésions de l'articulation tibio-tarsienne, nous ne voulons d'autre juge que lui-même.

Voici d'une part le titre et le résumé de l'observation XXVI (1) de son traité de l'évidement, observation qui peut être rapprochée avec beaucoup de fruit de notre observation IV : « Entorse négligée de la jambe droite,

(1) Traité de l'évidement des os par Sédillot, p. 190.

datant de quatre ans. Ostéite et nécrose. Évidement incomplet. Persistance des accidents. Refus de la malade de se soumettre à une nouvelle opération locale. Amputation de la jambe; guérison.»

Voici d'autre part les réflexions que lui inspire cette observation où l'autopsie de la jambe montra les lésions qui existaient, et la cause de l'insuccès de l'évidement. « Si l'évidement eût été pratiqué avant la destruction de la *paroi tibiale* et de la *surface articulaire*, dit-il, et qu'on eût enlevé tout l'intérieur de l'os, le séquestre s'y fut trouvé compris et la guérison était assurée. Malheureusement, l'extrême dureté du tissu osseux nous fit douter de l'exactitude de notre diagnostic, et nous ne poursuivîmes pas l'évidement d'une manière complète; peut-être, en outre, était-il déjà *trop tard*. De là la continuité des accidents et la nécessité de l'amputation. » C'était en effet trop tard pour l'évidement; mais ce n'était pas trop tard pour la résection tibio-tarsienne dont les indications ne devenaient précises que par l'extension qui contr'indiquait l'évidement. Ces deux méthodes, résection sous-capsulo-périostée, et évidement sous-périosté, appliquées à l'articulation tibio-tarsienne, n'ont donc de commun qu'une certaine similitude dans le nom, et ne peuvent en aucune façon être opposées l'une à l'autre : aussi croyons-nous devoir nous dispenser de parler de l'évidement ailleurs que dans notre historique. Quant à la cautérisation elle reste avec ses indications et ses avantages depuis longtemps classiques; mais, comme l'évidement, elle ne trouve son application rationnelle que là où il n'y a pas ou tout au moins pas encore indication de la résection ou de l'amputation.

On trouve dans le traité de M. Ollier des indications

toutes nouvelles et des résultats tout à fait nouveaux, conséquence de l'application de la méthode sous-capsulo-périostée à la résection tibio-tarsienne. Les observations citées dans cet ouvrage étaient de date toute récente. Le résultat définitif a été plus satisfaisant encore que l'auteur ne le faisait espérer. De nouvelles opérations ont eu lieu et sont encore venues confirmer et étendre les conclusions des premières.

CHAPITRE II.

INDICATIONS.

§ I. — Les maladies ou les lésions qui peuvent donner lieu à la résection tibio-tarsienne sont :

1° L'ostéo-arthrite suppurée ;

2° La carie avec ou sans nécrose des extrémités articulaires ;

3° Les tumeurs blanches ;

4° Les luxations et fractures compliquées de plaie ;

5° Les fractures comminutives ou avec fêlure, s'étendant jusqu'à l'articulation.

Toutes ces affections peuvent guérir ou par l'expectation, le repos, etc ; ou par un traitement général et local ; ou par l'évidement et la cautérisation. Aussi nous posons en principe qu'on ne doit mettre la résection en question que lorsque les indications de l'amputation deviennent formelles. On épuisera auparavant toute la thérapeutique conseillée en pareil cas.

Cette pratique est généralement admise, et jouit en particulier d'une grande faveur à Lyon, où elle a été prônée et perfectionnée par Bonnet. Elle donne sinon des succès brillants et rapides, du moins des succès sûrs, achetés au prix de moindres dangers pour la vie des malades et par conséquent bien préférables à ceux qui résultent d'une intervention chirurgicale plus active telle que l'évidement, la résection ou l'amputation.

En nous voyant partisan aussi convaincu de la temporisation dans les maladies articulaires, on s'étonnera peut-être de trouver le mot de *nécrose* dans l'énumération des maladies qui peuvent exiger la résection. Nous avons bien eu soin d'écrire carie avec ou sans nécrose, et non pas nécrose seulement; c'est que nous n'entendons pas parler ici de la nécrose primitive et limitée, mais de la nécrose secondaire qui est l'aboutissant de la plupart des maladies inflammatoires chroniques des os.

Cette nécrose secondaire ne peut pas non plus constituer à elle seule l'indication de la résection; elle serait plutôt un mode de guérison spontanée en provoquant la production d'un os nouveau par le périoste après avoir détruit l'os malade. Mais dans le cas où la résection est indiquée, rien de pareil n'est possible. On ne pourra qu'imiter le mode de guérison naturelle en supprimant l'os malade, et en conservant le périoste pour reproduire un os nouveau. L'indication de la résection ne résidera ni dans la nécrose, ni même dans l'affection primitive carie ou ostéite de l'extrémité articulaire ou encore synovite suppurée. On la trouvera dans les complications de ces maladies; ce sera l'ouverture d'un trajet fistuleux dans l'article, ou un affaiblissement progressif, conséquence d'une suppuration abondante; ou bien des décollements considérables, des fusées purulentes, qui bientôt s'accompagneront des accidents les plus graves; ou bien encore une ostéo-arthrite suppurée qui aura résisté au drainage et aux larges incisions. Dans tous ces cas il faut intervenir; l'indication est précise; il faut amputer la jambe ou réséquer l'articulation.

Dans cette alternative, la résection offre de nombreux avantages qui ressortiront de notre étude toute entière. Le chirurgien d'ailleurs peut avoir la main forcée, et un malade qui accepte la résection refuse parfois l'amputation avec une opiniâtreté que rien ne peut vaincre.

§ II. *Résection primitive et résection secondaire.*

Dans les cas traumatiques, plaies par armes à feu ou autres, doit-on procéder immédiatement à la résection ou attendre les accidents? Les indications de la résection, avons-nous dit, sont généralement les mêmes que celles de l'amputation : or, les chirurgiens sachant par expérience que l'expectation peut donner lieu à un certain nombre de guérisons, doivent appliquer celle-ci toutes les fois qu'elle est possible; et nous n'entendons pas par expectation la négation de tout traitement, mais au contraire, un traitement méthodique par lequel le chirurgien remplira toutes les indications qui se présenteront, telles que les extractions d'esquilles, de corps étrangers, le débridement, etc. Si malgré les prévisions les mieux assises, la résection devient nécessaire, on fera une résection secondaire. Cette opération n'offre pas les mêmes dangers que les amputations secondaires. Les accidents qui nécessitent consécutivement la résection sont le plus souvent, une arthrite intense, des phénomènes d'étranglement ou de rétention du pus.

La résection est dans ce cas l'opération qui répond le mieux aux exigences du traitement des arthrites suppurées par le drainage et les larges incisions. Sans faire courir au patient les dangers reconnus à l'amputation secondaire, la résection supprime la cause des accidents et est généralement suivie d'un apaisement des symptômes et d'un calme éminemment favorables à la guérison. La résection secondaire se fait dans des conditions plus propices quand la lésion l'exige, non pas parce qu'elle s'accompagne de phénomènes inflammatoires d'une grande intensité, mais parce qu'elle a de la tendance à devenir chronique et interminable.

Il doit en être de la résection secondaire comme de l'extirpation secondaire de l'astragale, et nous trouvons dans un excellent travail de M. Broca (1) les conclusions suivantes :

1° L'extirpation totale de l'astragale a. été pratiquée 86 fois, et a été suivie de mort 17 fois seulement.

2° L'extirpation immédiate, pratiquée 59 fois, a donné 17 morts.

3° L'extirpation consécutive, pratiquée 27 fois, a toujours été suivie de succès.

Les résections sous-périostées, toutes secondaires, dues à Langenbeck, concordent avec cette manière de voir. Sur 11 opérés il n'a perdu que 2 malades, un de pourriture d'hôpital et l'autre de gangrène par compression du bandage avec dépression considérable des forces.

De plus, le périoste enflammé est plus facile à détacher et dans de meilleures conditions pour produire la

(1) Bulletins de la Société de chirurgie, t. I, 2e série, p. 282.

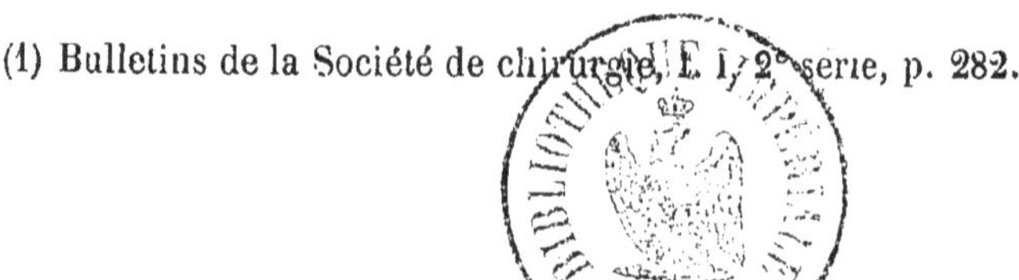

régénération. Cependant, quoique partisan de l'expectation et de la résection secondaire, et autorisé dans cette opinion par les statistiques, nous ne pouvons pas étendre cette conclusion aux cas où l'expectation n'offre à peu près aucune chance de réussite. Ce serait conclure d'une façon tout à fait illogique. Pour ces derniers, en effet, les statistiques précédentes n'ont aucune valeur, parce que les observations qui les composent portent sur des cas où, immédiatement après l'accident, l'état des parties n'était pas tel qu'il n'y eût aucun espoir de voir la guérison survenir par l'expectation, et c'est dans ces cas seulement que nous conseillons la résection primitive. Il faut donc attendre quelques jours, c'est-à-dire faire une résection secondaire, lorsqu'on a quelques chances de conserver le membre. Dans le cas contraire, il ne faut pas attendre du tout; si l'on a à peu près la certitude que la résection secondaire sera nécessaire, il est nutile d'attendre que des accidents nouveaux viennent se surajouter au traumatisme, et compliquer la situation.

§ III. — *Résections partielles et résections totales.*

Quand le péroné seul est atteint et que l'expectation et l'ablation d'esquilles ne suffisent pas, doit-on réséquer le tibia? « A en juger par ce qui se passe dans les cas de fracture de l'extrémité inférieure du péroné, dit Champion, quand on ne réduit pas comme il convient, on peut répondre, comme je l'avais fait en 1815, par l'affirmative (1); mais aujourd'hui, ajoute-t-il, je remettrais volontiers cet objet en question. »

Astley Cooper (2), cite des observations de résections

(1) Velpeau, Méd. opérat.

(2) Œuvres chirurgicales.

du péroné seul, qu'il doit à Ransome, Maddoks, Ormond, etc., et se montre favorable à cette opération; mais, si l'on parcourt avec soin les observations qu'il cite, on voit que c'était plutôt l'expectation avec excision d'une portion de la malléole externe qui était pratiquée, qu'une véritable résection; Velpeau cite des observations dans lesquelles on avait enlevé non-seulement la malléole externe, mais l'astragale tout entier; ces faits sont bien différents de ceux dans lesquels on n'enlève que la malléole externe, et ne peuvent servir à élucider cette question. Il regrette d'ailleurs que beaucoup d'observations d'extirpation de la malléole externe seule manquent de détails et ne permettent pas de juger ce point de pratique.

Est-il plus facile de décider cette question aujourd'hui? Dans la séance du 29 octobre 1862, M. Legouest a publié, à la Société de chirurgie, un cas de résection de la malléole externe. Le malade fut longtemps en but à des accidents inflammatoires de la dernière gravité, aussi ce chirurgien avoue-t-il qu'il a souvent regretté, pendant que son malade était en proie à ces complications, de n'avoir pas fait l'amputation. Tharsyle Valette, dans un mémoire qui fut l'objet d'un rapport de M. Houel à la même société, donne la préférence à l'amputation, et cite deux observations à l'appui. L'extraction de la malléole nécessita dans un cas l'amputation de la jambe, et dans l'autre occasionna la mort.

Le rapporteur, qui ne partage pas l'avis de son confrère, cite un cas de succès opéré par Blandin et communiqué par Broca. Pour nous, dans un cas pareil, nous ne préférerions pas l'amputation de la jambe à la résection de la malléole externe, mais nous ferions la résection des deux os à la fois si une opération radicale était nettement indiquée. Ce n'est pas à dire que dans certains cas de fracture de la malléole avec ouverture de l'articulation nous n'essayerions jamais l'expectation, même en excisant au besoin une portion de la malléole, comme cela a été fait avec succès, mais nous nous tiendrions toujours sur nos gardes, prêt à agir plus énergiquement à la moindre indication. C'est d'ailleurs de cette façon, croyons-nous, qu'il faut interpréter la plupart des succès insérés dans les annales de la science; mais s'il s'agit d'une opération régulière, sans déplacement des parties, nous ne nous exposerons pas de gaieté de cœur, par une première opération, aux formidables accidents qui peuvent survenir après l'ouverture d'une articulation comme l'articulation tibio-tarsienne. On peut sans danger spécial enlever le tibia seul, le tibia et l'astragale, ou même le péroné et l'astragale. Ces cas rentrent dans les conditions des résections ordinaires et en partagent la fortune. On a souvent avantage à faire la résection partielle. La possibilité de la régénération complète ou incomplète des parties enlevées rend plus fréquents les cas où cette résection est possible. Dans les membres pourvus de deux os, la conservation d'un de ces os facilite beaucoup la reproduction de l'autre, et, si celle-ci est incomplète, l'orthopédie retire tout au moins de cette conservation des avantages précieux (voir obs. 1, 5, 6, 8). Mais nous rejetons complétement la résection partielle du tibia seul, et pour ce point nous admettons, d'une façon absolue, les propositions générales suivantes, que nous trouvons dans le traité de M. Ollier (1) :

(1) Ouvrage cité, t. II, p. 367.

« La résection partielle d'une des surfaces articulaires est plus grave que la résection de la totalité de l'extrémité osseuse. En ne réséquant qu'une partie de la surface, on a tous les dangers d'une plaie articulaire, le pus s'accumule dans le reste de l'articulation, il s'écoule difficilement et reste emprisonné dans les culs-de-sac ou les replis synoviaux.

« Lorsqu'on a enlevé la totalité d'une des surfaces articulaires, les conditions sont changées, on a une surface cartilagineuse en présence de la surface de la section de l'os, mais le pus s'écoule librement, l'articulation se trouvant largement ouverte. »

Il faut pourtant éviter l'écueil, qui consisterait à vouloir trop conserver ; on s'exposerait ainsi aux risques de voir la maladie se continuer dans les portions altérées laissées par l'articulation, et rendre cette dernière inutile. L'évidement avec la gouge et la cautérisation permettent, il est vrai, de conserver certaines portions d'os qui ne sont pas encore suffisamment altérées pour n'être plus susceptibles de guérison, pourtant, à ce point de vue, nous serions tenté de faire une exception pour l'astragale. « La disposition de l'astragale (1), dit M. Ollier, son isolement sur la plupart de ses faces, le rendent peu propre à éprouver des modifications salutaires lorsqu'il est une fois envahi par la carie, et surtout atteint d'altération graisseuse. »

Cette réflexion lui est inspirée par le sujet de l'observation 4, chez lequel l'abrasion de cet os fut insuffisante. Ce qui avait empêché ce chirurgien d'enlever dans ce cas l'astragale tout entier, comme cela a été sou-

(1) Ouvrage cité, t. II, p. 399.

vent fait avec succès, c'est que cet os ne paraissait atteint que superficiellement. »

CHAPITRE III.

CONTRE-INDICATIONS.

Il y a des contre-indications communes à la résection et à l'amputation ; il y en a aussi de spéciales à la résection. On doit en général tenir grand compte de ce fait : c'est que, si d'un côté la résection produit un choc traumatique moindre, d'un autre côté la cicatrisation se fait plus lentement et le malade doit, pendant un temps plus long, faire les frais d'une suppuration abondante qui l'affaiblit et nécessite des soins spéciaux.

Les principales contre-indications sont : la tuberculisation; la diathèse scrofuleuse, un état général trop mauvais, l'étendue trop grande ou la multiplicité des lésions.

Tuberculisation. — La tuberculisation confirmée et avancée est généralement une contre-indication formelle; la prédisposition tuberculeuse en est une qu'il faut prendre en sérieuse considération. C'est la phthisie qui rend si rares les cas de résections dans les tumeurs blanches; ou les malades ne sont pas entachés de tubercules, et ils guérissent sans opération, ou ils sont tuberculeux, et alors on doit s'abstenir de toute opération ou faire l'amputation de préférence. Si la prédisposition tuberculeuse n'est pas une contre-indication absolue, c'est tout au moins une condition défavorable. Nous trouvons dans les statistiques d'Heyfelder que, sur 99 opérations ayant donné 11 morts, la phthisie a été 3 fois la cause de l'issue fatale. La phthisie a enlevé une malade d'Ollier, chez laquelle la résection semblait devoir donner de bons résultats (voir obs. 5). Pourtant, au moment de l'opération, cette malade était indemne de tout accident tuberculeux, on signalait seulement des phthisiques parmi ses ascendants maternels.

En présence d'une prédisposition tuberculeuse ou d'une tuberculisation commençante, on doit généralement rejeter la résection et faire l'amputation. Les suites rapides de cette dernière lui donnent dans ce cas un avantage marqué. Si parfois, lorsque le début de la tuberculisation est douteux, le chirurgien passe outre, et se décide à la résection, c'est à son tact médical et à son expérience personnelle qu'il doit faire appel pour juger cette délicate question. Pour faire ce choix, il faut prendre surtout en considération les conditions hygiéniques dans lesquelles se trouvera l'opéré après l'opération. Si elles ne sont pas excellentes, s'il est dans un hôpital par exemple, c'est toujours à l'amputation qu'il faut recourir.

Scrofules. — La diathèse scrofuleuse n'est une contre-indication que lorsqu'elle est trop prononcée ou accompagnée de phthisie.

Caries multiples. — Certains individus qui ont été, ou non, scrofuleux dans leur enfance présentent des caries multiples dans les divers points de leur squelette. Leurs os (souvent atteints d'altération graisseuse) paraissent ne pas pouvoir supporter la moindre inflammation sans que cette ostéite ne soit carieuse et interminable. Dans ces cas on doit s'abstenir, et, s'il faut intervenir, préférer l'amputation. Pour faire de l'os ou récupérer une articulation, il faut de la réaction, et ces malades n'en ont pas.

Etat général. — L'état général n'est une contre-indication que lorsqu'il ne permet pas, et cela d'une façon à peu près certaine, l'espoir de voir le malade supporter une suppuration toujours longue et surtout le séjour longtemps prolongé dans une salle d'hôpital. On voit fréquemment l'état général s'améliorer rapidement après l'opération. Dans beaucoup de cas, en effet, l'état général mauvais est dû à la maladie que l'on veut combattre, et alors il se relève très-promptement aussitôt que cette cause est enlevée. L'économie, qui ne pouvait plus suffire à la suppuration due à la maladie, retrouve assez de force pour mener à bien une plaie régulière.

Etendue trop grande de la lésion. — La propagation, même à un faible degré, de la carie aux os du tarse autre que l'astragale et le calcanéum, sera une contre-indication à peu près formelle, excepté chez les enfants.

« C'est encore à l'amputation qu'il faudra recourir si l'opéré ne tient que médiocrement à conserver son membre et s'il a besoin pour l'exercice de sa profession d'un membre solide et capable de supporter une fatigue quotidienne » (Ollier). Les cas où les opérés ne tiennent que médiocrement à conserver leur pied sont très-rares ; on se heurte bien plus souvent contre un refus obstiné de le sacrifier lorsque les lésions obligent le chirurgien à demander ce sacrifice. Le malade de l'observation 3 est un exemple de cette obstination que la peur de la mort ne put vaincre. Il s'inscrit même complètement en faux contre les paroles sages et modérées citées plus haut. C'était un tonnelier n'ayant d'autre ressource pour vivre que son travail. Il avait donc besoin non-seulement de guérir, mais encore de « conserver un membre solide et capable de supporter une fatigue quotidienne. » La résection lui a laissé un membre assez fort pour qu'il ait pu continuer l'exercice de sa profession.

Il est d'autres conditions qui ne sont pas précisément des contre-indications, mais des conditions défavorables. Elles sont relatives à l'âge, au séjour dans les hôpitaux, à la présence de fongosités nombreuses et exubérantes, aux difficultés qui assaillent les chirurgiens après une grande bataille.

Age. — La jeunesse est l'âge le plus favorable et celui qui permet d'espérer les plus beaux résultats et la reproduction la plus riche; mais l'âge adulte et même le commencement de la vieillesse ne doivent pas être un obstacle à la résection. Le sujet de l'observation 7, citée plus haut, et qui est un des succès les plus beaux que nous ayons pu voir, avait 50 ans. Les cas de succès de résection simple, qui remplissent les annales de la science, se rapportent également à des individus de tout âge.

Hôpitaux. — Tous nos malades ont été opérés à l'hôpital. Plusieurs d'entre eux ont vu leur opération se compliquer, au bout de quelques jours, de maladies épidémiques, d'érysipèle, par exemple, et cela, sinon sans dommages, du moins sans trop grand danger pour leur vie ou le résultat de l'opération. Pourtant, lorsqu'il s'agit d'individus faibles, débiles, dans de très-mauvaises conditions de santé antérieure, on aura lieu de craindre que le séjour à l'hôpital, en exposant le malade aux épidémies qui peuvent régner dans les salles, ou tout au moins à cet ensemble de conditions anti-hygiéniques inhérentes aux grands hôpitaux, ne compromette le résultat de l'opération. On peut voir, en lisant nos observations, avec quel soin les chirurgiens s'empressaient de renvoyer les malades chez eux ou dans un hôpital plus salubre, aussitôt que cela était possible.

Fongosités. — Si les fongosités ne sont pas accompagnées de diathèse tuberculeuse, elles guérissent rapidement après la résection, de même que les callosités d'un trajet fistuleux ne tardent pas à disparaître après la suppression de la fistule. On peut d'ailleurs les modifier avantageusement par le cautère actuel.

Armée. — Après une grande bataille, bien des motifs peuvent faire préférer l'amputation à la résection. Le grand nombre des blessés, la nécessité de les transporter plus ou moins loin du lieu où l'opération aura été faite, l'encombrement, le manque d'aides, le besoin d'agir vite sont autant de conditions défavorables pour la résection ; mais une administration intelligente et sage peut les écarter.

Au contraire, la jeunesse des combattants, leur bonne santé antérieure sont des conditions avantageuses ; de plus, bien souvent, le chirurgien pourra attendre, faire des résections secondaires, et alors agir avec plus de sûreté et de tranquillité.

La pratique de Langenbeck est un exemple à suivre, et ses succès qu'il doit à la méthode sous-périostée sont bien faits pour exciter l'émulation de ses collègues.

D'autres contre-indications peuvent surgir au moment même de l'opération : une attrition trop considérable des parties molles, une fracture longitudinale s'étendent trop loin, une lésion trop étendue, etc. Grâce à l'anesthésie, on peut prolonger l'opération sans inconvénient, la résection donne généralement une hémorrhagie insignifiante : aussi fera-t-on sagement de toujours commencer par la résection et de ne faire l'amputation qu'après avoir bien constaté que la première n'offre pas suffisamment de chances de succès.

CHAPITRE IV.

QUELQUES REMARQUES ANATOMO-PATHOLOGIQUES A PROPOS DES RÉSECTIONS TIBIO-TARSIENNES ET DE L'ANKYLOSE QUI PEUT EN ÊTRE LA CONSÉQUENCE.

Voici d'après les frères Weber quels sont les mouvements de l'articulation du pied. « L'astragale forme deux articulations entre la jambe et le pied, comme l'atlas entre la tête et le cou. L'astragale produit ces deux articulations, l'une en haut avec la jambe, l'autre en bas avec le pied. De là résulte que, dans un cas, la jambe se meut sur l'astragale, pendant que celui-ci est fixé au reste du pied, et ne fait qu'un tout avec lui, tandis que, dans l'autre cas, l'astragale se trouve fixé à la jambe, avec laquelle il fait corps, et conjointement avec elle il se meut sur le reste du pied. Le premier cas a lieu quand la pied s'étend ou se fléchit sur la jambe....

Le second cas arrive quand on porte le pied dans l'adduction ou l'abduction......

Outre ces deux mouvements, l'articulation du pied peut encore en exécuter un troisième, la torsion horizontale, ou rotation du pied, dont l'axe est vertical et parallèle à la longueur du tibia. Ce troisième mouvement n'appartient exclusivement à aucune des deux articulations, et il est commun à toutes deux......

Le premier de ces mouvements (extension ou flexion), bien plus considérable que les autres, a lieu au moyen de l'articulation entre la jambe et l'astragale......

Les deux malléoles, dont l'interne est formée par le tibia, et l'externe par le péroné, descendent beaucoup sur les côtés de l'astragale, embrassent sa poulie comme ferait une fourche, et s'opposent ainsi à ce que cet os (et avec lui le reste du pied) puisse exécuter aucun mouvement d'adduction ou d'abduction sur la jambe. Les surfaces articulaires ne sont point rondes dans ce sens, d'où il suit que l'articulation supérieure du pied est une charnière, c'est-à-dire qu'elle ne peut tourner qu'autour d'un seul axe. Les surfaces de la charnière sont, comme au coude, maintenues par des ligaments latéraux; mais ces ligaments ne sont pas ici, comme au coude, également tendus dans toutes les situations, ce qui fait qu'ils permettent aux surfaces articulaires de glisser l'une sur l'autre. Nous ferons voir bientôt que cette mobilité est plus grande au côté interne qu'au côté externe, de manière que la malléole interne peut tourner un peu autour de l'externe comme autour d'un axe vertical.

La disposition des os est telle aussi qu'elle favorise cette torsion permise par les ligaments......

Le second mouvement (adduction et abduction) du pied est produit par l'articulation entre ce dernier et l'astragale. Cette articulation offre une disposition particulière, au moyen de laquelle l'adduction et l'abduction peuvent être non-seulement limitées, mais même rendues parfois totalement impossibles. Outre les faces arrondies par lesquelles l'astragale et le pied roulent l'un sur l'autre dans l'adduction et l'abduction, ils tournent encore l'un vers l'autre deux faces qui, en se touchant, ne permettent pas à ce mouvement d'avoir lieu. En effet, pendant l'adduction et l'abduction, le segment de sphère de l'apophyse antérieure ou tête de l'astragale se meut dans une espèce de cavité cotyloïde formée par l'os scaphoïde, l'apophyse antérieure du calcanéum et la poulie tendineuse du muscle tibial postérieur. Le centre de cette surface sphérique est situé à l'endroit d'où part l'apophyse de l'astragale. Mais l'astragale touche encore le reste du pied par une surface cylindrique dont l'axe ne passe point par ce centre. En effet, son corps repose, par une surface concave, sur une surface convexe du calcanéum. . . . . Les deux paires de surfaces, l'antérieure et la postérieure, par lesquelles l'astragale entre en contact avec le reste du pied, ne peuvent donc pas glisser simultanément l'une sur l'autre : pour que l'antérieure glisse (dans l'adduction) il faut que la postérieure s'écarte ; mais, quand celle-ci est comprimée par le poids du corps, le déplacement des deux surfaces antérieures devient impossible, le pied ne peut exécuter ni l'adduction ni l'abduction, et la jambe se trouve fixée ; ce cas arrive quand le poids du corps porte en entier ou en grande partie sur le sol, avec le talon.

Enfin, le pied peut encore tourner sur l'astragale, et par lui sur la jambe, dans un plan horizontal. Ce mouvement horizontal du pied sur l'astragale est très-petit sans doute, comme celui de l'astragale sur la jambe ; mais tous deux se réunissent dans la rotation du pied sur la jambe, et font que ce troisième mouvement du pied peut atteindre une certaine étendue. »

Dans l'observation de résection tibio-tarsienne de Moreau père (1792), la première qui ait été faite pour carie, on lit : « Il n'existe plus d'articulation tibio-tarsienne ; mais l'astragale avec le scaphoïde, le calcanéum avec le cuboïde, ont acquis une mobilité qui supplée en partie à la jointure détruite, en sorte qu'avec un talon élevé la claudication est peu apparente. »

Cette explication, répétée dans d'autres observations, a propagé jusqu'à aujourd'hui une grosse erreur physiologique, à savoir, que l'articulation de l'astragale avec la jambe pouvait être suppléée par les articulations de l'astragale avec le pied ; et comme conséquence pathologique on est arrivé à se préoccuper très-peu de la suppression des mouvements de l'astragale avec la jambe, c'est-à-dire des mouvements de flexion et d'extension du pied : ces mouvements, en effet, pouvaient passer pour des mouvements de luxe, puisque les articulations voisines pouvaient les remplacer si facilement. C'est là une erreur, avons-nous dit, et chacun la reconnaîtra facilement si l'on veut se reporter aux passages des frères Weber, cités plus haut.

On lit dans Malgaigne :

L'articulation astragalo-scaphoïdienne aide bien quelque peu à agrandir l'extension et la flexion du pied; l'extension forcée tend à faire sortir la tête de l'astragale en haut en avant de la cavité scaphoïdienne; mais les deux mouvements essentiels du pied sur l'astragale sont l'abduction et l'adduction. » Ce passage pourrait donner le change et paraître, dans une certaine mesure, autoriser l'explication précédente; mais, en supposant l'assertion de Malgaigne prouvée, il est facile de voir que cet auteur ne parle là que de mouvements très-limités de flexion et d'extension, possibles seulement dans l'extension forcée de la jambe, condition toujours irréalisable dans le cas d'ankylose de l'articulation tibio-tarsienne.

Nous avons cherché nous-même à constater dans quelle mesure les articulations astragalo-scaphoïdienne et calcanéo-cuboïdienne pouvaient donner des mouvements d'extension et de flexion, et suppléer ainsi l'articulation tibio-tarsienne. Pour cela nous avons préparé les articulations du pied; puis, fixant successivement l'astragale ou le pied, nous avons vu quels étaient les mouvements possibles du pied sur l'astragale, et réciproquement. Nous sommes arrivé aux conclusions suivantes:

1° Le pied étant fixé, comme dans la station debout, si l'on imprime des mouvements d'extension et de flexion à la jambe, l'astragale fait corps avec le pied pendant ces mouvements, et reste complétement immobile.

2° Dans ces mêmes conditions l'astragale ne peut se déplacer qu'en imprimant au pied un mouvement par lequel la pointe du pied se porte en bas et en dedans.

3° Ce mouvement produit, les surfaces articulaires de

l'astragale et du calcanéum ne se correspondent plus exactement, les ligaments sont relâchés, et alors des mouvements antéro-postérieurs peuvent agrandir l'extension et la flexion du pied dans des limites très-restreintes. Il se fait dans ce cas une saillie de la tête de l'astragale qui tend à s'échapper de la cavité de réception que lui offre le scaphoïde.

4° On ne peut obtenir entre le calcanéum et le cuboïde que des mouvements de glissement ou de rotation insignifiants au point de vue qui nous occupe.

5° Les autres articulations du pied ne peuvent pas non plus suppléer les mouvements d'extension et de flexion du pied sur la jambe. Lorsque le pied supporte une pression comme dans la station debout, que les os du tarse se sont rapprochés pour constituer une voûte sur laquelle porte le poids du corps, et que la plante du pied, fortement étendue, est appliquée sur le sol, tout mouvement antéro-postérieur ne peut se passer que dans l'articulation tibio-tarsienne, ou, une fois le talon enlevé du sol, dans les articulations métatarso-phalangiennes.

On ne peut objecter que les choses se passent différemment dans les cas pathologiques, car nous avons vu que ce ne sont pas seulement les ligaments, mais aussi les surfaces osseuses elles-mêmes qui s'opposent à ce que les articulations de l'astragale avec le pied remplacent l'articulation de l'astragale avec la jambe. Les mouvements de flexion et d'extension constatés chez les réséqués, et qui ont donné lieu à l'erreur que nous combattons, ne peuvent donc être dus qu'à une ankylose incomplète. L'observation suivante est relative à un cas où l'ankylose, au premier abord, paraissait complète, tant les mouvements de flexion et d'extension étaient limités. Ces mouvements, encore très-faibles aujourd'hui, augmentent peu à peu d'étendue à la grande satisfaction de la malade, qui y trouve une facilité plus grande pour la marche. Ce fait nous présente en outre plusieurs particularités intéressantes.

OBSERVATION I.

M. Broca présente à la Société de chirurgie, dans la séance du 22 janvier 1868, les pièces pathologiques provenant d'une résection tibio-tarsienne qu'il a pratiquée à l'hôpital Saint-Antoine.

Il ajoute les détails suivants : « Une femme de 33 ans, très-lourde, chaussée de talons très-élevés, saute d'une voiture et se luxe par un mouvement de torsion le pied en dedans; les deux os de la jambe, restés en dehors, perforèrent la peau, le bas, la bottine et pénétrèrent dans le sol. Dès les premiers instants, on songea à l'amputation du bas de la jambe. La malade fut endormie, et au moyen d'une large incision, on put extraire l'astragale qui était complétement mobile, grâce à une fracture qui intéressait la face inférieure de cet os. Cela fait, les deux os malléoles furent réséqués, sans toutefois conserver le périoste qui se trouvait déchiré en plusieurs points. Des accidents inflammatoires se manifestèrent consécutivement; néanmoins la malade guérit, et à sa sortie de l'hôpital, elle marchait sur une bottine munie de deux montants en acier. Le raccourcissement du membre paraissait notablement moindre que la hauteur des os réséqués.

Grâce à M. Broca, nous avons pu retrouver cette malade. Elle a eu plusieurs abcès péri-articulaires, distants les uns des autres d'un à deux mois. Le dernier date du mois d'août 1868. Elle a une ankylose qui, au premier abord, nous paraissait complète, mais un examen plus approfondi nous fit découvrir de légers mouvements d'extension et de flexion et il était facile de voir que le pied tout entier y prenait part. On ne peut invoquer ici une mobilité anormale et complémentaire de l'astragale sur les autres os du pied, l'astragale a été enlevé. Le raccourcissement n'est pas très-considérable, il est pourtant à peu près égal à la hauteur d'os enlevé. Cette femme marche sans canne, se porte solidement sur sa jambe, et peut soulever des fardeaux aussi lourds qu'avant son opération. Elle n'éprouve jamais de fatigue dans la jambe réséquée, et, n'était l'absence de mouvement dans l'articulation tibio-tarsienne, elle serait dans des conditions presque aussi bonnes qu'avant l'accident.

Mais cette ankylose gêne tellement la marche qu'elle ne peut faire 50 pas sans se reposer; et la fatigue qu'elle éprouve n'a pas son siége dans la jambe réséquée, mais au niveau des lombes.

Le mécanisme de la marche chez elle nous explique ce fait. Le pied n'est pas tout à fait à angle droit, aussi elle n'est parfaitement d'aplomb que lorsque le pied opéré est avancé de quelques centimètres au devant de l'autre. Si elle le met au même niveau, elle a la sensation d'équilibre d'une personne qui porte son pied en arrière. Pour faire un pas, elle avance le pied réséqué qui s'applique parfaitement sur le sol, grâce, d'une part, à une légère obliquité du pied sur la jambe, obliquité qui résulte de ce que le pied, comme nous l'avons dit, fait avec la jambe non pas un angle parfaitement droit, mais un angle légèrement obtus en avant; d'autre part, à de légers mouvements d'extension et de flexion du pied sur la jambe. Ces mouvements sont rendus très-manifestes par les montants d'acier que porte la bottine. Ils ont peu d'étendue, et l'opérée est bien vite arrêtée par leur insuffisance.

Le double mouvement par lequel cette femme porte le poids de son corps sur la jambe réséquée, et en même temps en avant, est très-limité.

La jambe reséquée ne pouvant prolonger son mouvement dans le sens antéro-postérieur, la jambe saine ne peut la dépasser et est obligée de rester derrière elle, ou au plus de s'arrêter à son niveau. La force due à la vitesse acquise ne peut être utilisée; chaque pas coûte à la malade un nouvel effort aussi considérable que celui du départ, aussi la fatigue arrive très-promptement. Une autre cause de cette fatigue, si promptement excessive et localisée exclusivement dans les lombes, réside dans des mouvements de rotation du bassin que la malade exécute pour augmenter la longueur de son pas. Ces mouvements supplémentaires sont aujourd'hui moins utiles : le cou-de-pied a gagné un peu plus de mobilité sous l'influence de mouvements communiqués : aussi la fatigue dans les lombes s'accuse-t-elle beaucoup moins promptement.

L'étude de la marche normale fait bien saisir les difficultés qu'entraîne l'ankylose complète ou incomplète de l'articulation tibio-tarsienne. Il est intéressant également d'examiner les subterfuges qu'emploient les ankylosés pour faciliter leur marche et le mécanisme de cette dernière suivant le degré de l'ankylose. D'ailleurs, cette étude peut nous conduire à trouver des moyens capables d'obvier à ces inconvénients.

Nous renvoyons aux traités classiques pour l'étude de la marche normale.

Remarquons seulement que le malheureux dont l'articulation tibio-tarsienne est ankylosée ne peut porter successivement tout le poids de son corps sur chaque membre et en même temps en avant parce qu'il ne peut exécuter sur son astragale les mouvements d'arrière en avant, mouvements que l'amputé, par exemple, exécute sur le sol avec son pilon. Pour cela, en effet, il faut que l'axe de la jambe fasse successivement avec l'axe du pied d'abord deux angles, l'un en avant, obtus, l'autre en arrière, aigu, puis deux angles droits, enfin deux angles inverses des premiers, chose impossible chez l'ankylosé. Aussi ce dernier ne pouvant plus pivoter sur l'astragale essaye de pivoter avec son pied sur le sol ; mais alors il se trouve dans les conditions d'un amputé muni d'un pilon très-défectueux. En effet ce pilon se trouve terminé à son extrémité inférieure par une voûte constituée par les os du pied et reposant par trois points principaux sur le sol, condition éminemment favorable à la résistance à la pression et à la stabilité, mais très-préjudiciable au contraire à la mobilité; et qu'on n'aille pas croire que la souplesse et la mobilité des articulations du pied leur permettront de prendre part au mouvement antéro-postérieur et faciliteront la marche, car nous avons vu que dans la station debout, le pied appliqué sur le sol, et le corps pesant sur la voûte tarsienne, tout mouvement antéro-postérieur de la jambe doit se passer dans l'articulation tibio-tarsienne ou, le talon détaché du sol, dans les articulations métatarso-phalangiennes.

Comment se fait alors la marche chez l'individu dont le pied est ankylosé à angle droit avec la jambe? S'il avance le pied pour l'appliquer sur le sol, ce dernier ne repose d'abord que sur le talon sur lequel il pivote en décrivant un mouvement antéro-postérieur analogue à celui que décrit l'amputé avec son pilon; mais ce mouvement est promptement limité par le pied qui, en s'appliquant sur le sol, forme obstacle à la progression en avant. Une fois dans cette position, le pied sain est ramené vers le premier et un demi-pas est accompli. Pour faire un pas entier il faut un exercice gymnastique un peu plus difficile. Il faut, au moment où le pied s'applique sur le sol et tend à arrêter la progression en avant, porter en avant tout le corps de façon que le talon puisse se détacher du sol et que le mouvement antéro-postérieur nécessaire, commencé sur le talon, se termine dans les articulations métatarso-phalangiennes. La marche se compose donc de demi-pas ou de pas entiers. Il est facile de comprendre que dans ces conditions la marche est incertaine, difficile et très-fatigante.

La force due à la vitesse acquise ne peut être utilisée dans la marche par demi-pas; chacun de ces demi-pas coûte à l'ankylosé un nouvel effort musculaire égal à celui du départ, aussi la fatigue est promptement excessive. C'est surtout la sûreté qui fait défaut dans la marche par pas entiers. Il n'y a qu'une position qui soit facile, c'est la station debout; l'ankylose à angle droit n'assure donc que la fonction la moins importante des membres inférieurs.

Les malades usent de subterfuges pour faciliter leur marche. Ils mettent, par exemple, le pied de travers, la pointe tournée en dehors, et pivotent ainsi plus facilement, ou bien encore ils marchent sur la pointe du pied.

Mais pour cela ils sont obligés de fléchir la cuisse sur le bassin et la jambe sur la cuisse, de sorte qu'ils arrivent à un raccourcissement de la jambe tel que la marche devient impossible ou est accompagnée d'une claudication formidable.

A l'exemple, cité plus haut, où l'ankylose presque complète avait été la suite d'une résection, et où la marche était très-difficile et très-pénible, nous en ajouterons d'autres. Le suivant, de cause différente, tiré de la clientèle de M. Bouvier, est très-instructif au point de vue du mécanisme de la marche dans les cas d'ankylose très-incomplète. C*** a eu jadis une arthrite très-grave. L'extension du pied sur la jambe, c'est-à-dire l'abaissement de la pointe du pied, peut se faire assez complétement, mais le mouvement contraire, la flexion, ne va guère qu'à l'angle droit. Les mouvements sont donc assez considérables. Aussi la claudication est à peine sensible.

La marche se fait ainsi : grâce à la possibilité d'étendre le pied, le jeune C*** peut l'appliquer sur le sol puis se porter sur ce pied dont la jambe se meut dans le sens antéro-postérieur jusqu'à l'angle droit; alors l'impulsion est donnée, le talon s'enlève, et le complément du mouvement antéro-postérieur, nécessaire à l'achèvement du pas, se passe dans les articulations métatarso-phalangiennes qui ont une remarquable mobilité.

J'ai publié deux autres cas d'ankylose tibio-tarsienne presque complète dans le numéro du 17 janvier 1869 du *Lyon Médical*, dont voici le résumé. Les accidents (traumatismes graves de l'articulation, — pas d'opération) remontaient à vingt ans pour un des malades, et à douze ans pour l'autre. Le premier avait un raccourcissement assez considérable, le second n'en avait pas. L'un avait le pied ankylosé à angle droit, l'autre à angle obtus ouvert en avant.

Celui qui avait la jambe raccourcie et le pied ankylosé à angle obtus, pouvait marcher longtemps et presque sans claudication, l'effort était possible et considérable ; l'autre, dont la jambe était sans raccourcissement, et le pied ankylosé à angle droit, boitait davantage, ne pouvait supporter une longue marche, ni s'appuyer vigoureusement sur le membre ankylosé. Cette différence venait de ce que ce dernier avait tous les inconvénients que nous avons vus résulter de l'ankylose à angle droit de l'articulation tibio-tarsienne, tandis que l'autre, dont le pied était dirigé en bas et en avant, marchait sur l'avant-pied et compensait du même coup le raccourcissement de la jambe. Ce qu'il perdait de force et de sûreté en prenant son point d'appui sur l'avant-pied, il le gagnait en mobilité et en rapidité. De plus, l'effort était possible, grâce à un soulier à talon élevé, et sur lequel tout son pied appuyait quand il voulait soulever un fardeau. Il avait pu continuer son métier de tailleur de pierres, tandis que l'autre malade, qui sortait du dépôt de mendicité, pouvait être considéré comme infirme.

L'ankylose, complète ou presque complète, ne peut donc être considérée comme une terminaison favorable de la résection tibio-tarsienne qu'autant que l'axe du pied fera avec celui de la jambe un angle obtus ouvert en avant. Les avantages de cette position sont d'annuler le raccourcissement, de rendre la marche facile sur l'avant-pied, et de rendre l'effort possible avec un soulier approprié.

L'ankylose incomplète est incomparablement moins préjudiciable que l'ankylose complète. Très-incomplète, nous l'avons vue chez le jeune C... permettre la marche sans claudication. Chez nos trois autres ankylosés, bien qu'incomplète encore, elle avait plus d'inconvénients.

De ces trois malheureux deux peuvent être considérés comme infirmes, ce sont ceux qui ont le cou-de-pied ankylosé à angle droit; le troisième, dont l'angle est obtus, ne peut rentrer dans cette catégorie. Lorsqu'on craint une ankylose complète ou presque complète, il faut donc mettre le pied dans une position telle, qu'il fasse avec la jambe un angle obtus ouvert en avant.

Si l'ankylose n'a pas lieu, on a le rétablissement de l'articulation ou sur son type primitif, ou sur un type différent. Suivant la structure de la nouvelle articulation, on a seulement les mouvements d'extension et de flexion si nécessaires à la marche, ou bien des mouvements plus étendus et plus nombreux, des mouvements de latéralité par exemple, qui peuvent rendre la marche très-difficile ou même impossible sans appareil. Ces difficultés sont dues dans le dernier cas à l'absence des malléoles imparfaitement régénérées, et par suite à l'imperfection de la nouvelle mortaise péronéo-tibiale. La structure de la nouvelle articulation varie suivant les conditions dans lesquelles elle se reconstitue. Si l'astragale et le péroné ont été laissés, c'est le type primitif pur qui s'établit, avec tendance à la rotation du pied en dedans si la malléole interne est incomplétement régénérée. Si les deux os de la jambe ont été régénérés et l'astragale laissé en place, c'est encore le type primitif qui tendra à s'établir ; mais il y aura généralement peu de solidité latérale, si l'articulation reste très-mobile; peu d'étendue des mouvements d'extension et de flexion, si, grâce à une ankylose plus ou moins complète, il y a de la solidité latérale sans ankylose complète.

Si on a enlevé les deux os de la jambe et l'astragale, la nouvelle articulation peut rappeler le type ginglymoïdal (voir l'autopsie de l'obs. 8) ou présenter une véritable énarthrose comme dans le fait suivant : Dans mon mémoire (*de Resectione articul. ped.*, Berol., 1858), dit Doutrelepont (1), j'ai décrit et représenté une articulation tibio-tarsienne sur laquelle le professeur Robert avait, quatre ans avant la mort du malade, pratiqué la résection complète. L'os était régénéré, mais d'une façon irrégulière et portait plusieurs prolongements, parmi lesquels une petite tête s'articulant avec une cupule nouvellement formée sur le calcanéum. La cupule et la tête, *recouvertes de cartilages*, étaient entourées d'une capsule.

Dans tous les cas la prothèse, si elle est nécessaire, consiste en un appareil à tuteurs latéraux, prenant son point d'appui sur l'ischion, ou seulement au-dessous du genou. Lors même que ce dernier appareil est suffisant pour protéger et maintenir la nouvelle articulation, on

(1) Zur Regeneration der Knochen nach subperiostaler Gelenksresection von Dr Doutrelepont. Archives de Langenbeck, 1868, traduit par notre collègue et ami M. Morin.

doit préférer l'autre. Quelque bien rembourré que soit le cercle qui est au-dessous du genou, la pression deviendra promptement douloureuse, tandis que le point d'appui pris sur l'ischion est plus favorable pour soutenir le tronc et moins sensible à une pression prolongée.

Lorsqu'une seule malléole est absente, le pied tend à tourner d'un seul côté, en dedans, par exemple, si c'est la malléole tibiale qui a été enlevée. Si la longueur de tibia réséqué est considérable et qu'il n'y ait point de reproduction, les conditions pourront être très-défavorables pour la marche, et le malade rester impotent, comme cela est arrivé à un opéré de Moreau fils; mais la prothèse devient très-facile et très-efficace, si, grâce à la résection sous-périostée, on a une reproduction ostéo-fibreuse, reproduction qui peut s'obtenir dans une certaine étendue, même chez les individus adultes ou vieux (voir obs. 3). Sous l'influence d'un certain degré d'inflammation, en effet, l'os qui a atteint tout son développement rentre dans les conditions de vitalité qu'il avait dans le jeune âge. La rotation du pied en dedans sera empêchée par une lanière de cuir large de 6 à 8 centimètres, fixée sur le tuteur latéral interne de l'appareil, et faisant pression sur la partie externe de la jambe. Cette lanière de cuir en pressant sur le point qui a de la tendance à se courber limite cette courbure, tend à redresser la jambe et supplée ainsi la malléole enlevée (voir obs. 3).

Il ne faut pas trop craindre le raccourcissement; et même avant 25 ans, si on ne peut laisser le péroné qui sert d'attelle et facilite la régularité de la régénération, on ne doit pas s'efforcer de récupérer toute la longueur d'os enlevé. Si le raccourcissement est peu considérable, il se fait un mouvement compensateur dans le bassin qui empêche la claudication; si, au contraire, il est très-considérable, on le diminuera par une semelle élevée et légère. Nous avons vu que l'ankylose à angle obtus diminue et compense le raccourcissement.

CHAPITRE V.

DE QUELQUES AVANTAGES RÉSULTANT DE LA CONSERVATION DU PÉRIOSTE DANS LA RÉSECTION TIBIO-TARSIENNE.

La résection simple, sans mériter le discrédit dans lequel elle est tombée, offre bien des desiderata. Elle laisse souvent le malade impotent par l'absence de régénération des parties enlevées, entraînant la faiblesse ou la déformation du membre; elle présente en outre des difficultés, des dangers que la méthode sous-capsulo-périostée à notablement diminués. L'opération est devenue facile, offre une sécurité parfaite, quoiqu'elle soit toujours longue, et n'entraîne que peu de délabrements.

Les incisions qui découvrent les os n'intéressent que la peau et le périoste. Si avec la rugine et le détache-tendon, on manœuvre assez prudemment pour conserver intacte la gaîne périostique (chose facile surtout dans les cas pathologiques), tous les organes voisins, vaisseaux, nerfs, gaînes tendineuses et musculaires, sont forcément ménagés. On obtient ainsi une plaie mieux limitée que dans les résections pratiquées d'après l'ancienne méthode, et n'offrant pas comme dans ces dernières des portes ouvertes aux fusées purulentes.

Le choc opératoire est généralement peu intense, la réaction modérée et les suites simples.

Si on ne peut espérer la régénération osseuse complète, les ligaments conservés dans leur rapport avec les parties voisines se fixent sur les parties régénérées fibreuses ou osseuses, et s'il n'y a pas ankylose, il se forme une articulation nouvelle, quelquefois d'un type tout différent, qu'on ne doit redouter pourtant que si elle est trop lâche, ce qui n'a pas lieu si l'immobilité a été suffisamment maintenue, et si on ne s'est pas opposé au raccourcissement.

Cette articulation a des mouvements de flexion et d'extension qui sont très-favorables pour la marche, et des mouvements de latéralité que l'on supprimera par un appareil à tuteurs latéraux.

Chez les jeunes sujets, il n'est pas nécessaire de couper les os au même niveau. La résection sous-capsulo-périostée laisse donc une plus grande latitude au chirurgien. Pour la même raison il peut enlever toutes les parties malades, et rien que les parties malades, les portions saines qui restent sont souvent d'une grande utilité pour la beauté et la perfection du résultat. Ainsi, toutes les fois que le péroné est sain, on doit le respecter; il sert d'attelle pour le tibia enlevé, conserve la longueur du membre, peut même s'hypertrophier et compenser ainsi la faiblesse du tibia si la régénération n'est pas complète. De plus, dans ce dernier cas, la conservation d'une malléole a une très-grande importance pour faciliter la prothèse. Si le sujet a dépassé l'âge de 25 ans, et qu'on ait à enlever par exemple une grande longueur du tibia, on doit sacrifier le péroné et réséquer les deux os au même niveau.

Si le péroné est fracturé à sa partie supérieure seulement, on peut tenter sa conservation en facilitant le raccourcissement du membre par le chevauchement des fragments (voir obs. 3). Si le péroné est sans fracture, on peut proposer la résection d'une certaine longueur de cet os dans sa continuité.

CHAPITRE VI.

PROCÉDÉ OPÉRATOIRE.

Nous adoptons celui de M. Ollier. Voici comment cet auteur le décrit :

« 1er *temps.* Incision de la peau et de la gaîne périostique sur l'un ou l'autre côté ou les deux côtés à la fois, suivant qu'on veut retrancher un os seul ou les deux os. — L'incision commence à 7 ou 8 centimètres au-dessus de la malléole et se termine à 1 centimètre au-dessous de la pointe.

« Petite incision perpendiculaire de dégagement en haut et en bas. Avec la rugine ou le détache-tendon on décolle le périoste et l'on dénude la malléole, de manière à détacher tout le tissu ligamenteux qui s'y insère.

« Pour détacher le périoste aussi loin que possible sur les faces interne et externe du tibia, il faut que l'incision de dégagement porte en haut sur cette membrane.

« 2e *temps.* Passage de la sonde-rugine et section du tibia. — Le périoste décollé, on passe la sonde-rugine courbe autour du tibia, et dans la sonde-rugine la scie à chaîne, avec laquelle on sectionnera l'os. On saisit ensuite le bout du tibia avec un fort davier, on dénude la face postérieure et la partie de la face externe qui n'avait pas été complétement accessible à l'instrument. On achève de le luxer et on l'extrait. Pour le péroné, on se comporte de la même manière.

« Si on ne veut enlever qu'une faible hauteur de l'os, 3 à 4 centimètres au plus à partir de la pointe de la malléole, l'espace interosseux n'existe pas, alors il faut couper la malléole péronière avec un ciseau (Moreau) après l'avoir dépouillée de son enveloppe périostéo-ligamenteuse, ou bien la sectionner avec une des scies de Martin, de Heine, etc. Puis on luxe le tibia en dedans en renversant le pied en dehors, et avec une scie pointue, on retranche l'extrémité articulaire du tibia à la hauteur voulue. »

La dissection de la gaîne périostéo-ligamenteuse est assez facile. Pourtant sur le cadavre, où elle présente le plus de difficulté, il est quelquefois difficile de la conserver parfaitement intacte. Les instruments échappent surtout dans les parties les plus adhérentes, et peuvent lacérer et perforer la gaîne. Pour prévenir ces échappées, le détache-tendon de M. Ollier est un excellent instrument. Il se tient facilement et solidement dans la main, et permet d'agir avec beaucoup de force et de sûreté. « Lorsque le décollement ne s'opère pas avec facilité, il faut enlever quelques parcelles d'os plutôt que de sacrifier le périoste. Lorsque dans ce décollement il est resté des écailles osseuses adhérentes au périoste, il faut les laisser si elles adhèrent par toute leur surface. Si elles ne sont pas éliminées par la suppuration, elles sont très-utiles pour la reconstitution de l'os. » (Ollier.)

Traitement consécutif.

Nous insisterons peu sur ce point de notre sujet, ce traitement ne différant pas beaucoup de celui des autres résections. Le chirurgien doit seulement se préoccuper d'obtenir le plus de solidité possible; ici, la nature des fonctions du membre inférieur le commande. Pour remplir cette indication, l'immobilité et le rapprochement des fragments, lorsque les deux os de la jambe ont été réséqués, sont les seuls moyens à employer. L'immobilité doit autant que possible être complète, aussi il faut en général préférer aux gouttières les bandages inamovibles, tels que les bandages plâtrés, silicatés ou amidonnés.

L'immobilité, unie à une compression légère, a encore l'avantage de prévenir, dans une certaine mesure, le développement de l'inflammation, d'abréger la durée de la suppuration et de hâter le développement des liens nouveaux qui doivent réunir le pied à la jambe.

Le bandage plâtré est promptement sec, donne une immobilité absolue, et convient surtout dans les cas de résection primitive, où il n'y a pas d'inflammation et où l'on peut espérer qu'il n'y aura pas de gonflement, car ce bandage ne se laisse nullement distendre. Il est également destiné à rendre de grands services chaque fois qu'on est obligé de transporter au loin les blessés après l'opération, pendant une campagne militaire par exemple. Il est en effet de la plus haute importance, lorsqu'on cherche la régénération osseuse et qu'on veut transporter le blessé avant la guérison complète, d'assurer l'immobilité la plus absolue du pied sur la jambe, pour que la régénération se fasse d'une façon régulière. On peut voir, en effet, en lisant l'observation 8, que le transport du malade de l'Hôtel-Dieu à Sainte-Eugénie (hôpital de convalescents) et de Sainte-Eugénie à l'Hôtel-Dieu, produisit une déviation telle des portions osseuses reproduites, que ces dernières vinrent faire saillie de chaque côté, et même déterminer l'ulcération et la perforation de la peau à ce niveau.

Langenbeck rend le bandage plâtré imperméable à l'aide d'un vernis composé de résine de Dammar dissoute dans l'éther, ce qui lui permet de faire prendre à ses opérés des bains tièdes prolongés pendant dix, douze jours et plus.

Ce chirurgien est un peu revenu de cette pratique; aujourd'hui, paraît-il, il use un peu plus modérément des bains tièdes.

Le bandage amidonné fait une compression moins régulière, mais plus douce; il permet un peu de gonflement, mais il n'est pas rare de voir survenir sous ce bandage des accidents de compression dans un point limité. Il est lourd, et en cela ressemble au bandage plâtré, mais il sèche bien plus lentement.

Le bandage silicaté est léger, très-ferme, ne sèche guère plus vite que le bandage amidonné. Coupé, il forme une excellente gouttière moulée sur le membre. Tous ces bandages doivent être coupés ou enlevés à la moindre douleur, au moindre accident de compression. Le sujet de la 9e observation de Langenbeck est mort à la suite d'une gangrène déterminée par la pression du bandage.

Le chirurgien remplira les indications à mesure qu'elles se présenteront. Il peut faire varier la position, élever le membre, le soumettre à des irrigations froides ou le plonger dans un bain, etc.

Il faut prévenir avec soin la rétention du pus par des mèches qui en facilitent l'écoulement, et par des pansements réguliers et suffisamment fréquents. On ne réunira la plaie que dans sa portion la plus élevée, et on aura grand soin de réappliquer sur l'extrémité des os le périoste qui aura été écarté pour faire la résection.

Complications.

Ici encore rien de spécial.

Erysipèle. — Deux des malades de M. Ollier ont eu des érysipèles. Cette maladie régnait alors dans ses salles. Ils ont guéri tous les deux.

Tétanos, infection purulente. — Nous n'en connaissons pas d'exemple. Il doit en être, à ce point de vue, pour la résection comme pour les autres grandes opérations.

Pourriture d'hôpital. Cette affection presque inconnue aujourd'hui dans les hôpitaux de Lyon, a enlevé un des opérés de Langenbeck.

Suppuration prolongée. — C'est moins une complication qu'une condition de la guérison à la suite d'une résection. On mettra le malade en état de la supporter par un régime tonique et analeptique.

Hémorrhagies. — Ordinairement insignifiante; quelquefois pourtant des fongosités abondantes donnent une quantité de sang assez considérable pour engager le chirurgien à terminer promptement l'opération. On peut employer quelques tampons de charpie imbibés d'eau de Pagliairi et une compression légère. Si par accident la tibiale avait été intéressée pendant l'opération, on en ferait la ligature,

Phlegmon, abcès. — Le phlegmon de tout le membre peut arriver aussitôt après l'opération ; on le traitera comme un phlegmon ordinaire dont il a généralement les allures. Des abcès péri-articulaires sont assez fréquents quand les malades commencent à marcher. Ils présentent généralement peu de gravité. Quelquefois à ce moment des esquilles se détachent.

Rétraction des orteils. — Cette complication n'a été signalée qu'un seule fois, par M. Tharsyle Valette, dans un mémoire qui fut l'objet d'un rapport de M. Houel à la Société de chirurgie le 15 février 1854. Tharsyle Valette attribue cette rétraction à la section du nerf interosseux pendant l'opération, section qu'il semble considérer comme inévitable.

Si cette explication était juste, la résection sous-périostée écarterait sûrement ce danger ; mais nous partageons l'opinion de M. Legouest et nous croyons que ce phénomène ne dépend pas de la section du nerf tibial antérieur, mais de la soudure et de la rétraction des tendons des fléchisseurs dans leurs gaînes, envahis par l'inflammation, ou au voisinage desquels les tissus ont pendant longtemps suppuré. Nous croyons en outre qu'il peut être prévenu par les soins qu'on apporte pendant toute la durée du traitement à maintenir la bonne direction du pied et des orteils.

Résultats.

Nous ne pouvons mieux les faire connaître qu'en publiant les observations des malades qui ont subi cette résection.

Tous les opérés, que nous avons pu retrouver, se louent beaucoup de cette opération. Tous, même ceux qui en ont obtenu les résultats les moins avantageux, sont unanimes pour préférer hautement la situation que leur a créée la résection à celle qu'aurait pu leur faire l'amputation, lors même qu'on leur présente cette dernière sous le point de vue le plus séduisant.

STATISTIQUE.

Nous avons essayé de démontrer que la résection sous-périostée offre moins de dangers que la résection simple. Donc, si nous voulons la comparer, au point de vue de la mortalité, à l'amputation du bas de la jambe, et que nous prenions la statistique de la résection simple pour celle de la résection sous-périostée, l'erreur, s'il en existe une, ne peut qu'être favorable à l'amputation ; or Heyfelder, qui a rassemblé tous les cas de résections simples de l'articulation tibio-tarsienne, a prouvé que la mortalité était moins considérable après cette dernière opération, qu'après l'amputation de la jambe à sa partie inférieure.

Nous comptons vingt résections partielles ou totales de l'articulation tibio-tarsienne franchement sous-périostées. Une de ces résections, due à M. Ollier et relatée dans les Bulletins de la Société de chirurgie, ne peut nous être d'aucune utilité pour l'histoire statistique de cette opération. Le malade qui l'avait subie est mort peu de jours après de complications survenues du côté de la tête, et dues au traumatisme qui avait nécessité la résection. Il reste donc 19 cas seulement dont on peut se servir pour déterminer la gravité de la résection sous-périostée de l'articulation du cou-de-pied. Six de ces opérations ont été faites pour cause pathologique et ont donné deux morts ; l'une par phthisie longtemps après l'opération, l'autre a suivi une amputation consécutive. Les 13 autres ont été pratiquées pour cause traumatique et ont donné deux morts : une fois c'est la pourriture d'hôpital qui a emporté le malade, l'autre fois ce fut une gangrène due à une compression trop forte du bandage, et qui s'accompagna d'une dépression très-considérable des forces(1).

(1) Au moment de mettre sous presse, nous lisons dans les *Archives de médecine* de février 1869, un bon travail statistique et critique de M. le Dr Spillmann, professeur agrégé au Val-de-Grâce. Nous avons vu avec plaisir cet auteur, dans une étude générale de la résection tibio-tarsienne, montrer, statistique en main, comme l'avait déjà fait Heyfelder, la supériorité de la résection sur l'amputation de la jambe au point de vue des chances de mortalité surtout. Il fait également ressortir, en s'appuyant sur des observations, l'excellence de cette opération au point de vue du fonctionnement ultérieur du membre. Le fait est vrai, l'explication qu'il en donne est fautive. Il prône l'ankylose à angle droit, et paraît croire que l'astragale peut exécuter sur les autres os du pied des mouvements capables de suppléer ceux de l'articulation tibio-tarsienne.

Heyfelder n'avait pas fait mention de la conservation du périoste ; M. Spillmann paraît reconnaître, au moins en partie, les avantages de cette dernière méthode. Il dit quelque part, incidemment il est vrai, qu'on peut toujours faire la résection franchement *sous-périostée* pour éviter certains dangers qu'il signale.

OBSERVATION Ire.

Résection sous-périostée de 10 centimètres, de l'extrémité inférieure du tibia, pour une ostéite suppurée, avec décollement épiphysaire et invasion de l'articulation tibio-tarsienne, par Jambon et Aubert, de Mâcon. Très-belle reproduction osseuse ; rétablissement parfait des fonctions du membre. (Lue au Congrès médical de Lyon, 1864.)

Michel Duvert, âgé de 21 ans, est le huitième enfant d'une famille de cultivateurs. Il eut, à l'âge de 7 ans, un abcès à la partie inférieure de la jambe droite. Cet abcès, dont la formation dura de sept à huit mois, fut ouvert par M. le Dr Bouchard (de Mâcon), et guérit complétement après une suppuration de quinze ou vingt jours. Depuis lors, nulle enflure, nulle douleur dans ce membre jusqu'à l'âge de 17 ans.

Dans les premiers jours de janvier 1860, Duvert entre à l'hôpital de Mâcon, se plaignant, depuis une marche pénible pour aller faire du bois, se plaignant, dis-je, d'une fatigue générale avec douleur, le soir, dans le bas de la jambe droite. On y constate la rougeur, la chaleur, le gonflement douloureux des parties dures et molles, indice d'une inflammation aiguë et profonde du tissu osseux. La peau s'ouvre en plusieurs points. Le pied devient œdémateux. Au commencement de février, je le vis avec mon confrère, M. Jambon, chirurgien en chef de l'hôpital; plusieurs fistules, de chaque côté du membre, donnèrent issue à une suppuration abondante ; les douleurs étaient vives, la fièvre ardente, le sommeil nul. Le malade s'affaiblissait : une fin prochaine était à craindre ; l'amputation semblait indiquée. Pourtant les os du pied paraissaient sains; le stylet pénétrait facilement la substance du tibia, mais trouvait le péroné lisse et résistant et ne sentait d'ailleurs de ce dernier os qu'une très-petite surface dénudée. Voulant tout essayer avant d'en venir à l'amputation, nous résolûmes, mon confrère et moi, d'extraire la portion de tibia, frappée de carie, de séparer, s'il était possible, le périoste, et, respectant le péroné, de conserver ainsi au membre toute la longueur pendant le travail régénérateur que nous espérions, sans trop y compter, vu l'état inquiétant du sujet.

Michel Duvert étant chloroformisé, une première incision le long du péroné nous assura que nous pouvions conserver cet os. La portion malade du tibia ayant été largement découverte, cet os fut d'abord divisé par la scie à chaîne sur la limite supérieure du mal, à 10 centimètres au-dessus de l'articulation.

Le périoste enflammé et épaissi se détacha partout facilement. L'os, carié dans toute son épaisseur, se brisa sous nos doigts en deux morceaux, dont l'inférieur, représentant l'épiphyse, fut un peu difficile à détacher des os du tarse qui furent trouvés entièrement sains. L'hémorrhagie fut médiocre ; il n'y eut point de ligature à faire : le membre fut mis dans une gouttière matelassée, la plaie pansée avec de la charpie humide. Les suites de l'opération furent des plus heureuses. Après une abondante suppuration, les bords de la plaie, rapprochés sans suture, se réunirent par un travail cicatriciel venu du fond. Deux mois ne s'étaient pas écoulés, que toute la fistule avait disparu et que l'on sentait, à la pression, une dureté de bon augure. Sous l'influence des toniques alimentaires et médicamenteux, le travail de réparation osseuse se fit avec rapidité. Moins de six mois après l'opération, Duvert se promenait dans les cours, à l'aide d'une seule canne, et, après dix mois de séjour à l'hôpital, il en sortait pour n'y plus rentrer.

Quatre ans se sont écoulés, ce jeune homme n'a cessé de travailler comme cordonnier ; la marche est facile ; il fait souvent à pied 20 kilomètres dans sa journée, et danse plusieurs heures de suite. Le long séjour de sa jambe dans un appareil inamovible, tel que la gouttière qui la comprimait un peu, a produit une atrophie du membre, comme on peut en juger sur le sujet que je vous présente. Toutefois, si le membre est moins long que l'autre, les proportions n'ont pas changé ; la portion du tibia enlevée s'est reproduite avec toutes ses dimensions, sauf une dépression longitudinale correspondant à l'incision et à la plaie du périoste ; on voit même une légère saillie remplaçant la malléole. Enfin, résultat inattendu, l'ankylose n'est plus aussi complète qu'on aurait pu le redouter, et, soit mobilité réelle du pied sur l'os reproduit, soit facilité supplémentaire développée par l'exercice dans le jeu des articulations si serrées du cou-de-pied, celui-ci exécute de légers mouvements ; ce qui explique la possibilité de marcher longtemps et de danser sans fatigue et presque sans claudication.

La portion d'os enlevée présente des particularités intéressantes : elle s'est brisée, comme je vous l'ai dit, en deux fragments, au point de jonction de l'épiphyse avec l'extrémité inférieure de la diaphyse. L'os est là carié dans toute son épaisseur ; il est infiltré de sanie. Le tissu compacte, altéré et en partie détruit, ne présente plus que des lamelles friables, résultant de ce genre d'inflammation que Gerdy a qualifiée de raréfiante. Une mince enveloppe recouvre le tissu spongieux de l'épiphyse, criblé de trous dus à cette même altération. Le fragment supérieur tranché par la scie est remarquable par l'absence presque complète du canal médullaire et par l'épaississement du tissu compacte ; comme si, dans cette partie, l'ostéite avait produit un dépôt plus abondant de phosphate calcaire (ostéite condensante du même auteur). Enfin, sur les faces antérieure, interne et surtout postérieure de ce fragment, on remarque, dans les seuls points où le périoste eût conservé quelque adhérence, une couche de production osseuse rougeâtre, canaliculée, évidemment de formation récente, tendant à s'étendre comme une gaîne autour de l'os malade, et donnant à celui-ci l'apparence d'un séquestre sur le point d'être invaginé (1).

---

(1) Ce n'est là qu'une comparaison, et qui même n'est ni heureuse, ni exacte. Exploitée par une opposition systématique, elle a servi à faire prendre le change sur la nature de la lésion de l'os enlevé. C'est certainement un retentissement lointain de la lutte passionnée qui s'engagea au congrès de Lyon entre les partisans et les adversaires des résections sous-périostées, qui fait dire encore aujoud'hui à M. Spillmann : « Le fait de Jambon laisse quelques doutes dans l'esprit ; on peut, à la rigueur, supposer qu'il s'agit d'une extraction de séquestre ; mais les observations de Langenbeck, de Merz et de Veïel, ont une grande valeur : chez tous leurs opérés, le vide osseux, quoique considérable, s'est comblé, etc. » (*Arch. gén. de méd.*, février 1869). Depuis plusieurs mois, nous avons entre les mains le fragment de tibia enlevé par MM. Jambon et Aubert. Il est tel que ce dernier l'a décrit, et il est facile de voir sur cette pièce que ce que M. Aubert a *comparé* à un séquestre est l'os ancien, environné par place de productions osseuses de nouvelle formation. La preuve que cet os n'était pas mort, mais seulement altéré par l'ostéite condensante, c'est que cette partie de l'os se continue en plein avec le fragment supérieur, de sorte que le prétendu séquestre aurait été coupé par le milieu. Comment accorder cela avec les suites qui ont été très-simples et qui n'ont donné lieu à aucune élimination de ce prétendu séquestre, dont la majeure partie serait restée dans la plaie, séquestre que M. Aubert n'a pas vu, mais que d'autres ont voulu voir dans son observation.

Nous pouvons ajouter que l'extrémité articulaire du tibia enlevé que nous avons sous les yeux et qui a été brisée et séparée pendant l'opération présente une légèreté extrême, des vermoulures et une

D'où provient cette couche osseuse vivante établie sur un os mort, si ce n'est du périoste qui les entourait tous les deux et qui n'adhérait qu'à ce tissu nouveau? Et quel autre organe que le périoste a pu, après l'opération, sécréter cette colonne solide qui supportele poids du corps, et réparer en six mois une brêche de 10 centimètres de long, intéressant le tibia dans toute son épaisseur?

Au mois d'août 1868, j'ai pu voir moi-même Michel Duvert, grâce à l'obligeance de M. le Dr Aubert, qui m'a communiqué la pièce pathologique et la photographie des jambes du malade et de l'os enlevé. Nous l'avons trouvé dans un état de santé parfait, et, particularité intéressante qui montre combien le succès a été complet, ce jeune homme était marié depuis un mois, et sa jeune femme ne s'était pas encore doutée que son mari eût subi une opération au pied. En effet, la claudication est nulle; la jambe opérée est un peu atrophiée, moins qu'autrefois pourtant; lorsque le malade est assis, les pieds posés à terre, le genou du côté malade paraît abaissé de 1 centimètre et demi à 2 centimètres; mais, si l'on étend les deux jambes, les talons viennent parfaitement de niveau, ce qui s'explique par une déviation instinctive du bassin, qui permet au malade de marcher sans boiter. La portion d'os reproduite est le siége d'une hyperostose; la face interne du tibia mesure transversalement 4 centimètres environ à la partie supérieure et 6 à la partie inférieure. Une crête osseuse, que la photographie ne montre pas, se voit sur le bord postérieur de l'incision. Cette crête représente assez bien un tendon qui, en se contractant, soulèverait la peau à ce niveau.

Michel Duvert assure qu'il se sent plus fort sur cette jambe que sur l'autre. C'est une illusion, mais cela prouve, en tout cas, qu'il ne l'est pas moins.

---

destruction presque complète du cartilage. Nous avons montré cette pièce à différents chirurgiens, qui tous ont été étonnés de la longueur de ce fragment et de l'intégrité de sa forme (toute l'épiphyse et une partie de la diaphyse), mais aucun ne l'a pris pour un séquestre. Nous pouvons encore nous appuyer sur l'autorité d'un homme très-compétent en cette matière, de M. Ranvier, qui a complétement ratifié notre manière de voir. Nous avons tenu à avoir son approbation, pour ne laisser désormais aucun doute à ce sujet.

OBSERVATION III.

Fracture comminutive du tiers inférieur du tibia avec plusieurs fragments articulaires; plaie communiquant avec le foyer de la fracture du tibia; fracture sous-cutanée du péroné à la partie moyenne de la jambe; résection du tibia sur une longueur de 12 centimètres, y compris toute l'extrémité articulaire inférieure; masse ostéoïde au niveau de la malléole et de la portion juxta-épiphysaire de la diaphyse; prolongement en pointe partant de la surface de section et adhérant au fragment supérieur; rétablissement complet des fonctions du membre, grâce à un appareil particulier. (Publiée en partie dans le livre de M. Ollier.)

Pierre Collet, âgé de 50 ans, tonnelier, est apporté à la salle des opérés le 18 juillet 1866, avec une fracture de la jambe gauche, produite par le choc d'un tonneau plein de vin.

Saillie du bord inférieur par la plaie; légère hémorrhagie. Réduction et appareil provisoire. Nous voyons le malade le lendemain matin, et nous constatons une fracture comminutive de la partie inférieure du tibia. Il y avait plusieurs esquilles de 3 à 8 centimètres au niveau de la plaie. En débridant la peau, nous reconnaissons que la fracture communique évidemment avec l'articulation; les traits longitudinaux se prolongent jusqu'à la surface articulaire; la malléole est mobile sur le principal fragment. Le péroné était divisé en trois fragments, mais le foyer ne communiquait pas avec l'air extérieur. A cause de cette double fracture, de la quantité d'esquilles qu'il fallait enlever, et du peu de chances que nous avions d'obtenir une reproduction des parties réséquées, nous parlons au malade de la nécessité d'une amputation; mais il nous refuse énergiquement. Nous pratiquons alors immédiatement la résection sous-périostée des 12 centimètres inférieurs du tibia. Peu des principaux fragments étaient articulaires; toutes les esquilles, tous les fragments furent enlevés en laissant le périoste; les insertions ligamenteuses furent complétement détachées. Le fragment supérieur fut réséqué à 3 centimètres de sa pointe, parce qu'il était dénudé de son périoste et que la moelle était broyée. L'opéré fut placé immédiatement dans un bandage amidonné.

20 juillet. On fend le bandage amidonné, qu'on maintient en place avec une bande roulée. Pouls à 70. Nuit agitée, repos le matin

Le 24. Mauvaise nuit, délire; affaissement moral; on enlève le bandage, contre-ouverture en dehors. Pouls à 100. Comme nous avions en ce moment des érysipèles dans la salle, nous craignîmes cette complication pour notre opéré, et nous le fîmes transporter dans son domicile, en le confiant aux soins éclairés du Dr Viennois, qui a bien voulu se charger de cette tâche difficile. Malgré cette précaution, l'érysipèle se déclare au bout de deux jours. La rougeur monta les jours suivants jusqu'à la cuisse, mais la plaie conserva un bon aspect. L'état général se maintient assez satisfaisant à certains égards; le pouls ne dépasse pas 100 pulsations. L'érysipèle est éteint le 4 août. A ce moment, la cavité de la plaie est tapissée de bourgeons charnus; le doigt pénètre difficilement jusqu'au cartilage de l'astragale. Le bout du tibia est blanc, dénudé de périoste au niveau de la crête, sur une hauteur de 8 à 10 millimètres; la moelle forme un champignon exubérant dont les bourgeons commencent à se réunir à ceux du périoste qui borne la dénudation.

6 août. La surface osseuse dénudée présente déjà un léger piqueté vasculaire, les bourgeons charnus s'avancent sur elle de tout son pourtour. L'état général s'améliore : le malade nous paraît hors de danger; il commence à manger des aliments solides.

Le 12. La surface dénudée est complétement recouverte par les bourgeons charnus ; il n'y a pas eu le moindre séquestre, malgré l'exposition de cette portion compacte au milieu d'un foyer de suppuration.

Le 29. Nouvel érysipèle qui amène des abcès au niveau de la région antérieure de la jambe; pas de fusées purulentes profondes; pas d'inflammation des gaînes musculaires. Notre opéré fut soigné alors par notre collègue et ami le Dr Larroyenne, qui fit l'ouverture de plusieurs abcès sous-cutanés à plusieurs jours d'intervalle.

8 septembre. Rétablissement de la santé générale; fin des complications. Application d'un bandage amidonné; le membre est maintenu dans une bonne position, le pied dans l'axe de la jambe: il avait déjà de la tendance à se porter en dedans. La jambe est un peu raccourcie, parce qu'on n'avait pas cherché à réduire le chevauchement des fragments du péroné; on voulait par là diminuer la longueur de l'espace à combler par la régénération osseuse.

1er octobre. Plaie complétement cicatrisée.

Le 15. On défait le bandage, et l'on sent, au niveau de la malléole et de l'extrémité de la diaphyse, un tissu dur, comme cartilagineux, ayant 2 à 3 centimètres dans les divers diamètres. Entre cette portion ostéoïde et le bout du fragment du tibia ancien, il n'y a qu'un tissu cicatriciel souple. La santé générale est parfaite; le malade mange presque avec voracité. Il soulève énergiquement le pied à

70 centimètres au-dessus du lit, avec le bandage et sans bandage; mais il ne peut encore marcher.

10 novembre. On constate une production de consistance osseuse à la partie supérieure : c'est une lame encore mince, mais déjà très-résistante, qui se continue avec le fragment supérieur du tibia. Cette plaque nouvelle, qui a 2 à 3 centimètres de longueur, ne se continue pas encore avec la masse ostéoïde qui est au niveau de la malléole interne; il y a un vide où l'on ne trouve que des tissus manifestement fibreux. La cicatrisation complète se fait; le malade marche avec des béquilles, mais ne peut s'appuyer sur le pied.

La jambe est raccourcie de 3 centimètres, et le pied tend à se dévier en dedans; le malade le pose à plat cependant. Ce qui empêche le membre de fonctionner, c'est, outre la faiblesse musculaire et l'engorgement hypostatique qui s'opère au bout de quelques minutes, la mobilité qui existe encore à 2 centim. au-dessus de l'articulation tibio-tarsienne. La malléole et la portion juxta-épiphysaire de la diaphyse sont remplacées par une masse ostéoïde dont la consistance a augmenté à mesure que disparaissait l'engorgement des tissus périphériques. Avec la disparition de cet engorgement, la masse ostéoïde a semblé se réduire; elle n'a pas diminué cependant, mais elle est devenue plus distincte et plus rigoureusement appréciable. Il en est de même du prolongement supérieur, qui ne dépasse pas 2 centimètres.

Comme tout engorgement a à peu près disparu dans le membre, que les tissus ont repris leur souplesse, nous croyons que les deux colonnes osseuses ne pourront pas se rejoindre. Il n'y a guère que cinq mois cependant (cinq mois et douze jours) que la résection a été pratiquée; c'est un temps relativement court, eu égard à l'âge du malade, aux complications qui ont suivi l'accident, et à la longueur d'os enlevée. Bien que le malade ne puisse pas encore appuyer le pied par terre, il presse très-vigoureusement avec le talon; aussi l'ossification ne fit-elle absolument aucun progrès dans l'avenir, la marche deviendra bientôt possible avec un appareil à tuteurs latéraux.

Août 1868. Nous avons été voir Pierre Collet. Le résultat est très-beau; cet homme s'en loue hautement. Nous l'avons trouvé travaillant à son état de tonnelier; il porte un appareil à tuteurs latéraux. Il n'a pu reprendre son travail, nous a-t-il dit, qu'au bout d'un an. Actuellement il travaille de cinq heures du matin à neuf heures du soir; après une journée aussi longue et aussi fatigante, à peine a-t-il un peu d'engorgement hypostatique qui passe rapidement par le repos. Nous l'avons vu monter et descendre des escaliers, monter et descendre une pente considérable, et cela facilement en boitant très-peu. Il soulève avec un autre homme une pièce de vin de 210 litres; c'est donc 105 kilogr. environ pour sa part. La jambe a repris beaucoup de force, et il peut faire quelques pas sans appareil. Les deux colonnes osseuses reproduites ne sont pourtant pas encore réunies, quoiqu'elles se soient beaucoup rapprochées; on ne constate que difficilement la mobilité qu'elles ont l'une sur l'autre, mobilité qui explique la difficulté de la marche et l'impossibilité de l'effort sans appareil.

OBSERVATION IV.

Résection sous-périostée de l'extrémité inférieure (7 centimètres du tibia) pratiquée après une tentative infructueuse d'évidement; reproduction de la portion du tibia enlevée; guérison.

André Dervieux, âgé de 28 ans, de Saint-Pierre-de-Bœuf (Loire), entre à l'Hôtel-Dieu de Lyon, le 10 avril 1864, salle Saint-Louis, pour une ostéite de l'extrémité inférieure du tibia, avec gonflement considérable et fistules multiples ossifluentes.

Il y a douze ans, ce malade se fit à l'articulation tibio-tarsienne gauche une entorse qui fut mal soignée. A la suite de cet accident, survinrent un gonflement et des douleurs qui empêchaient non-seulement la marche, mais encore tout mouvement du pied. Ces symptômes s'amendèrent sous l'influence d'un traitement approprié, et la guérison semblait proche, quand Dervieux fit une nouvelle chute six mois après la première entorse; la douleur perçue fut tellement vive, que le malade en eut une syncope. Réapparition de la douleur et de la tuméfaction, et enfin suppuration qui se fit jour en dehors en plusieurs points. Ces abcès devinrent l'origine de fistules qui ne se tarirent qu'après l'élimination d'un petit séquestre. Le malade reprit alors son travail. Il arriva ainsi jusqu'à l'année dernière, sans voir l'affection se réveiller; mais, à la suite d'une marche forcée, les symptômes inflammatoires reparurent avec intensité et les trajets fistuleux se rétablirent.

Au moment de son entrée, les fistules suppuraient abondamment, le gonflement de l'extrémité inférieure du tibia était énorme, le cou-de-pied était aussi gros que le genou; l'atrophie générale du membre faisait encore ressortir cette tuméfaction. Le membre gauche, d'ailleurs, est de 4 centimètres plus court que le membre droit.

Le péroné du côté droit mesure....	0^{m},365
— — gauche........	0, 340
Le fémur droit................	0, 430
— gauche..............	0, 415

La mensuration du tibia avec un fil est impraticable, en raison de la tuméfaction énorme de son extrémité inférieure. Le stylet, introduit par les fistules, pénètre jusqu'à l'os et s'enfonce dans son tissu; on peut même le faire pénétrer de part en part dans le sens transversal.

État général assez bon; chloro-anémie; pas de signes de tubercules pulmonaires. Comme le malade ne souffrait pas et n'avait point de fièvre, on attendit jusqu'au 19 juillet avant d'intervenir; un traitement général antiscrofuleux fut seulement prescrit.

Évidement du tibia le 19 juillet. — Réunissant par une incision deux des fistules qui se trouvent au niveau de la malléole interne, on pénètre avec la gouge dans l'articulation et l'on évide l'extrémité inferieure du tibia, ramolli et friable. On retire, par cette manœuvre, un tissu spongieux, raréfié, mêlé de sanie et de fongosités violacées; le péroné ne paraît pas atteint; l'astragale, malade, est abrasé dans sa partie supérieure: par cette dernière manœuvre, on détache des débris encore persistants des cartilages articulaires ulcérés. Au milieu des fongosités tibiales se trouvent quelques petits séquestres encore vasculaires. Après avoir évidé l'extrémité inférieure du tibia et y avoir creusé une cavité de 2 centimètres de diamètre au moins, on en modifie les parois avec le cautère actuel. Après cette opération, le malade eut une réaction assez modérée. Pansements d'abord à l'eau froide, puis avec un mélange de parties égales de poudre de charbon et de quinquina. Mais le gonflement ne disparut pas, et la suppuration, ainsi que les fistules, persistèrent. Trois nouveaux abcès se formèrent en septembre, en octobre, en décembre. On essaye en vain de divers médicaments topiques excitants, de la compression avec des bandelettes de diachylon. L'état général se maintient assez bien : on attend ainsi jusqu'au 12 janvier. Comme, à cette époque, la portion tuméfiée du membre malade ne revenait pas sur elle-même, que la cavité évidée ne se remplissait pas de tissu osseux, on se décide à intervenir de nouveau et à pratiquer une résection sous-périostée de l'extrémité inférieure du tibia. L'opération est pratique le 14 janvier.

État local au moment de l'opération. — Tuméfaction considérable du tibia au niveau des malléoles; le diamètre bimalléolaire est double de celui du côté sain. Quatre fistules persistent et permettent de conduire le stylet dans la cavité creusée par l'évidement.

Opération. — Incision verticale de 10 à 11 centimètres, commençant à 1 centimètre au-dessous de la malléole interne et remontant le long du tibia ; du premier coup ou arrive à l'os. On se sert alors de la sonde-rugine pour décoller les deux lèvres de l'incision périostique ; le périoste est très-épaissi. A chaque extrémité de l'incision verticale et perpendiculairement à son axe, on pratique deux incisions de dégagement qui n'intéressent que la peau. Les deux lèvres de la plaie cutanée sont alors réclinées et maintenues avec des crochets mousses. On détache le périoste tout autour du tibia en se servant de sondes-rugines de courbures variées. Au niveau de la malléole interne, les ligaments articulaires sont détachés avec le périoste, sur lequel ils s'implantent. Ce fut le temps le plus laborieux de l'opération. Le tibia étant bien dénudé, on conduit une scie à chaîne au moyen d'une sonde-rugine à forte coubure, passée sous l'os. Elle est placée à 7 centimètres à partir de la pointe de la malléole : l'instrument retiré, on soulève, avec un fort davier, la portion d'os excisé, et l'on a à détacher de minimes adhérences laissées en quelques points. On reconnaît alors, la pièce en main, que l'os a été complétement dépouillé de son périoste. Cela fait, on évide, ou plutôt on abrase l'astragale carié en certains points ; une couche de près d'un centimètre de cet os est ainsi enlevée.

Le péroné n'a pas été touché. On termine en cautérisant la face évidée de l'astragale. Trois points de suture, qui, à la partie supérieure, n'intéressent pas la gaîne périostique, diminuent l'étendue de la plaie, et l'on place le membre entre deux attelles réunies par des bandelettes de diachylon. — Irrigations intermittentes à l'eau froide.

Les parties enlevées présentent l'aspect suivant. La cavité creusée par la gouge lors de l'évidement n'est pas entièrement comblée; non-seulement il n'y a pas de tissu osseux, mais à la partie inférieure un vide existe encore où il n'y a pas même de tissu fibreux ; des bourgeons charnus mous viennent à peine en contact avec ceux de l'astragale.

Il y a eu pourtant un travail de réparation qui eût pu se compléter à la longue. Les deux tiers de la cavité sont remplis par une moelle fibreuse, très-dure en certains points. Cette dureté diminue à mesure qu'on approche de la partie saine de la moelle, c'est-à-dire du niveau de la section. Les dimensions de la cavité sont à peu près les mêmes qu'au moment de l'opération.

Il y a cependant sur toute la surface de petits ostéophytes, s'enfonçant dans le tissu fibreux, qui nous paraissent produits depuis l'opération. Le tissu osseux conservé est devenu plus compacte, sous l'influence de l'irritation que lui a imprimé l'évidement. Sous le périoste, il y a au dehors une couche irrégulière de 1 à 3 millimètres d'épaisseur. Nous ne savons si elle est postérieure ou antérieure à l'opération.

15 janvier. Pouls à 120, douleurs assez vives.

Le 17. Pouls à 128, les douleurs ont cessé depuis la veille; on change l'appareil.

Le 19. Pouls à 116. Quelques spasmes musculaires dans la jambe ont interrompu le sommeil. Amélioration : le malade demande à manger.

Le 27. Pouls à 108. Injections alcoolisées. Quelques parcelles d'os nécrosé venant de l'astragale sont éliminées. Le pouls tombe; le malade ne souffre plus et l'appétit augmente.

1er février. La cavité de la plaie se rétrécit de plus en plus; des bourgeons charnus roses, de bonne nature, s'élèvent du fond et surtout de la partie supérieure. La moelle du tibia bourgeonne abondamment. État général excellent.

Le 9. Application d'un appareil amidonné, dans lequel on ménage des fenêtres au niveau de la plaie.

Le 14. Menace d'érysipèle : rougeur des lèvres de la plaie, engorgement des ganglions de l'aine, langue sale. Retour à l'état normal par l'administration d'un émétique.

Le 24. On lève l'appareil et l'on constate d'une façon évidente un commencement de reproduction. On sent, en introduisant le doigt dans la gaîne périostique, une résistance comme cartilagineuse de la partie supérieure, la gaîne est tout à fait comblée; à la partie inférieure, les bourgeons charnus continuent à végéter et vont se durcissant. Pas de nécrose au niveau de la section.

1er mars. Cette ossification devient de plus en plus évidente.

Le 6. On sent manifestement que la continuité du tibia est rétablie.

20 avril. La régénération paraît complète dans un espace de 5 centimètres. Le tibia nouveau est aussi gros que l'ancien. La por-

tion osseuse semble effilée et se termine en pointe au milieu des parties encore fibreuses. A cette époque, le malade perdit l'appétit. Il commençait à s'affaiblir, et la cicatrisation restait stationnaire. Le malade est envoyé à la campagne et rentre à l'Hôtel-Dieu le 2 juillet.

A sa rentrée, on constate que la portion du tibia enlevée est complétement reproduite, sauf la pointe de la malléole, où la reproduction est douteuse. Il n'y a pas d'erreur possible de la mensuration, puisque celle-ci est pratiquée comparativement sur le tibia et le péroné : ce dernier os, d'ailleurs, ayant servi d'attelle au membre pendant la reproduction, a empêché le tibia de se raccourcir. Cependant le malade a eu, dit-il, un érysipèle et un abcès. Amélioration de l'état général.

Des fistules persistent néanmoins, et le gonflement énorme qui existait avant l'opération n'a pas disparu, il a changé de place et est descendu au niveau de l'astragale; on peut juger par là que la maladie continue dans cet os. — Injections iodées, bains sulfureux.

Attribuant la persistance de la suppuration à l'altération de l'astragale, que nous avions seulement abrasé, nous résolûmes d'enlever cet os dans une nouvelle opération. Tous les autres os du tarse étaient sains; les os de la jambe étaient dans un excellent état, et nous pouvions compter que l'ablation complète de l'astragale amènerait une cicatrisation définitive. Malheureusement, notre malade fut pris de dysentérie, et nous ne pûmes mettre ce projet à exécution.

Nous avons eu des nouvelles de ce malade, le 25 août 1866. Il a été visité à cette époque par le Dr Viennois, qui nous a fourni les détails suivants : Le malade marche avec une canne dans la maison et appuie le pied par terre; mais lorsqu'il est obligé de faire une longue course, il se sert d'une béquille. Les fistules du côté interne sont fermées, mais il s'en est formé de nouvelles sur la malléole externe; ces fistules sont intermittentes, elles se tarissent pour se rouvrir au bout d'un certain temps. Le gonflement persiste au niveau de l'astragale, seulement la portion de tibia régénérée se sent très-distinctement sous la peau; il n'y a ni tuméfaction ni sensibilité à ce niveau.

Août 1868. Plus de gonflement et plus de fistules. La marche serait possible sans la tendance du pied à se renverser en dedans. Lorsqu'on s'oppose à ce renversement en maintenant le pied dans une bonne direction, le malade presse avec une grande force et sans la moindre douleur. Nous sommes persuadé que ce jeune homme pourra marcher sans canne avec un appareil à tuteurs latéraux.

OBSERVATION V.

Fracture comminutive du tibia : large ouverture de l'articulation ; fracture du péroné à son quart inférieur ; résection des deux os de la jambe dans une étendue de 9 centimètres environ ; rétablissement de l'articulation ; mouvements de latéralité qui nécessitent un appareil à tuteurs latéraux. (Inédite, communiquée par M. Ollier, chirurgien en chef de l'Hôtel-Dieu de Lyon.)

Marie-Claudine Large, femme Duby, âgée de 40 ans, entre, le 16 août 1867, salle Sainte-Marthe, service de M. Ollier. Cette femme, née à Saint-Rambert, est domiciliée à Saint-Didier-sur-Chalaronne (Ain). Elle a fait une chute sur les pieds du haut d'une voiture qui était sur le point de verser. Il y eut une hémorrhagie assez considérable à laquelle on n'opposa qu'un pansement compressif insuffisant. C'est dans cet état que la malade a fait 30 kilomètres en voiture pour se rendre à l'Hôtel-Dieu de Lyon.

A son arrivée, on constate une plaie transversale de haut en bas et d'arrière en avant au niveau de la malléole tibiale. L'exploration avec le stylet montre qu'il y a une fracture comminutive du tibia et une large ouverture de l'articulation. Le péroné est fracturé à son quart inférieur. Le fragment supérieur du tibia avait perforé la peau; il était encore recouvert de terre. Il était irrégulièrement isolé des parties molles dans une étendue de 5 à 6 centimètres, et en grande partie dépouillé de son périoste. Les os du pied étaient sains. L'hémorrhagie durait encore; elle paraissait être surtout veineuse.

17 août. Opération. On agrandit l'incision de la peau; on fait saillir le fragment du tibia, on le dépouille de son périoste et on le scie au point où finit la séparation des parties molles et où il a, par conséquent, toutes les chances de vitalité. La fracture principale avait eu lieu à 8 ou 10 centimètres au-dessus de l'articulation, et le fragment inférieur, comprenant toute la partie articulaire, était divisé lui-même en six ou sept fragments plus ou moins gros. Ces fragments étaient encore unis entre eux par le périoste et les ligaments. On les dépouilla successivement de toutes les parties molles au moyen du détache-tendon et de rugines de diverses formes; on fit ainsi une véritable résection sous-périostée. Quant au péroné, M. Ollier hésita un instant à le laisser en place, parce

qu'il était fracturé assez loin de l'articulation; il n'y avait qu'un fragment long de 9 centimètres et pas d'esquilles au niveau de la malléole. Mais comme les parties molles étaient décollées et infiltrées de sang tout autour de cet os, M. Ollier se décida à l'enlever, d'autant plus que la fracture se trouvait au niveau de la section du fragment inférieur du tibia. De cette manière-là les bouts des os de la jambe se trouvaient au même niveau et réalisaient ainsi une des conditions les meilleures pour la solidité du pied, lorsque l'âge du malade ne permet pas d'espérer la reproduction des os. L'opération achevée, on rapproche le pied de la jambe, et le membre est déposé dans une gouttière bien matelassée.

18 août. Pouls à 96.

Le 20. Pouls à 100. — Pansement à l'alcool phéniqué.

Le 23. Pouls à 108. Plaques érysipélateuses diffuses remontant jusqu'au genou.

1er septembre. La plaie bourgeonne et prend un bel aspect; mais l'état général est troublé par l'érysipèle qui persiste. On décide le malade à partir le lendemain à la campagne et on immobilise le membre dans un bandage plâtré qui va du pied au-dessus du genou.

Le 2. Départ.

Le 7. On reçoit de très-bonnes nouvelles : l'érysipèle a presque entièrement disparu, la suppuration est moins abondante et moins fétide, la plaie continue à bourgeonner; en un mot, la malade va bien mieux.

25 octobre. L'opérée revient à l'Hôtel-Dieu. La cicatrisation des plaies est presque complète; il n'y a plus que deux petites ouvertures qui ne fournissent qu'une suppuration insignifiante.

On constate un raccourcissement très-marqué de la jambe opérée :

Côté malade..........	378 millim.
Côté sain.............	433 —

On met de nouveau le membre dans un bandage plâtré et on fait repartir le malade aussitôt après.

Nouveau séjour à l'Hôtel-Dieu au mois de novembre. On remarque deux fistulettes, une à la partie interne et l'autre à la partie externe de l'articulation.

La malade revient au mois de janvier. Pendant un mois, les deux fistules avaient disparu; mais voici quelques jours que celle qui est située à la partie interne s'est ouverte de nouveau; avec le stylet, on arrive sur un fragment osseux légèrement mobile. Pas de douleur spontanée. La marche est possible, sans grandes douleurs, avec des béquilles.

Avril. On fait faire une bottine à talon très-élevé ; mais le malade ne s'appuie que timidement sur son membre. Plus tard, on fait faire une chaussette avec des baleines d'acier à la partie externe et à la partie interne. Cette chaussette diminue la mobilité latérale du pied et facilite la marche.

Août 1868. Nous vîmes alors la malade chez elle. Elle faisait quelques pas sans soutien dans son appartement, marchait assez bien avec une canne, et, avec une seule béquille qui lui permettait de ne s'appuyer que légèrement sur son pied, elle faisait plusieurs kilomètres lorsqu'elle était appelée à faire des accouchements dans la campagne environnante. Lorsque, fixant son pied dans une direction rectiligne avec la jambe, on la priait de presser, elle le faisait en déployant une force considérable sans éprouver la moindre douleur.

Cette malade rentre à l'Hôtel-Dieu à la fin de septembre 1868 pour se faire faire un appareil à tuteurs latéraux. Cet appareil ne remonte que jusqu'au genou. Elle regagne à pied et sans béquille le bateau qui devait la conduire chez elle. A ce moment, elle n'avait aucune fistule.

14 janvier 1869. Nous apprenons que la malade supporte assez bien son appareil ; mais qu'après une marche un peu longue la pression de l'appareil au-dessous du genou est douloureuse, résultat qui n'aurait pas lieu si l'appareil prenait son point d'appui sur l'ischion où la pression est moins fatigante.

OBSERVATION VI.

Carie de l'extrémité inférieure du tibia ; résection sous-périostée, de 12 à 13 centimètres, de l'extrémité articulaire de cet os ; reproduction totale dans le tiers supérieur, incomplète, mais progressant encore dans les deux tiers inférieurs, par M. Jambon, chirurgien de l'hôpital de Mâcon. (Inédite, communiquée par M. Jambon.)

Michel Ducrost, employé de bureau, âgé de 16 ans, né à Tonnerre (Yonne), entre, le 25 mai 1868, à l'hôpital de Mâcon dans les conditions suivantes : empâtement douloureux s'étendant de la malléole interne du membre inférieur gauche au tiers supérieur de la jambe ; fluctuation occupant au-dessus de la malléole un espace de 6 à 7 centimètres. Depuis huit jours l'appétit est perdu ; langue un peu saburrale ; pouls à 90. Peu de sommeil. Tempérament lymphatique.

Questionné sur les antécédents, ce dernier répond avec beaucoup d'intelligence et m'assure n'avoir subi aucun traumatisme. Il n'a rien ressenti dans la jambe malade qu'une douleur assez vague il y a un mois environ. Il n'en a pas mois continué pendant huit jours encore à se rendre chaque matin à son bureau ; seulement, le soir, en rentrant, il avait, dit-il, la cheville enflée. La douleur et la tuméfaction de la jambe augmentant de jour en jour, il fut obligé de se mettre au lit, et reçut pendant quelque temps les soins du Dr Barraud. Le traitement suivi avant son entrée à l'hôpital s'est borné à quelques cataplasmes et embrocations narcotiques. — Prescription : julep calmant ; purgatif salin, cataplasmes laudanisés.

27 mai. On ouvre largement l'abcès : le pus, assez homogène au premier moment, est mêlé peu à peu de grumeaux caséeux.

Le 28. La nuit a été bonne ; écoulement d'un pus abondant et ichoreux.

Le 29. Je constate un décollement qui, en haut, suit la crête tibiale sur laquelle le stylet rend un bruit sec, et, en bas, se prolonge jusqu'à la malléole qui se laisse pénétrer avec une crépitation manifeste et caractéristique. L'indication de la résection sous-périostée me paraissait si formellement posée que je ne m'occupai plus que de préparer le succès de l'opération en soumettant le jeune Ducrost au traitement analeptique que son état général réclamait. En même temps, je travaillais à obtenir le consentement de sa famille, et le résultat obtenu chez Duvert m'aida puissamment à l'enlever.

15 juin. L'état général s'étant sensiblement amélioré, et l'opération étant attendue avec impatience par le malade et par les siens, je demande l'assistance du Dr Pageault, médecin en chef de l'hôpital, du Dr Monel et du Dr Tison, major au 73e.

Ducrost étant chloroformé, je pratique, en suivant le bord interne du tibia, une incision de 15 centimètres qui s'étend jusqu'à l'extrémité inférieure de la malléole et j'entreprends la dissection du périoste en commençant à 2 centimètres au-dessous de la limite supérieure de l'incision. Je ne rencontre aucune difficulté dans la première moitié de ce travail ; mais, à partir de ce point, les parties molles sont tapissées de corpuscules osseux, présentant l'aspect et le toucher d'une sorte de cristallisation confuse et en plusieurs points adhérente à l'os malade. Le décollement devient presque impossible. Je pratique alors la section du tibia à la limite supérieure de la lésion au moyen de la scie à chaîne; puis, revenant au point qui m'avait arrêté, je me vois forcé de détacher l'extrémité inférieure de la diaphyse par un travail de fragmentation. Arrivé à la malléole, je la trouve évidée par un abcès osseux qui occupe plus de la moitié de son diamètre, et c'est aussi par fragments que je suis obligé de l'enlever. Dans cette dernière partie de l'opération, l'articulation tibio-tarsienne fut ouverte et l'astragale mis à nu sur une surface de 2 centimètres carrés à peu près.

On comprend facilement que le périoste subit dans cette seconde phase de l'opération des dilacérations nombreuses. Aussi ne pouvais-je m'attendre à un travail de réparation très-régulier.

Le pansement se composa d'une bandelette de toile cératée étendue dans la cavité laissée par l'opération et recouverte de bourdonnets de charpie mouillée. Le membre fut ensuite assujetti dans une gouttière. Les suites de l'opération ne présentèrent aucune complication sérieuse, malgré la dilacération subie par l'articulation tibio-tarsienne. A la fin d'août, la plaie s'était comblée par un travail cicatriciel gagnant insensiblement les lèvres de la plaie maintenues tout le temps écartées par la charpie dont je continuais à remplir le moule de l'os réséqué. A la partie supérieure, ce moule était complétement rempli et l'os régénéré présentait une résistance satisfaisante. En bas, un cordon fibro-cartilagineux venait, en s'amincissant en pointe, se terminer à la malléole reproduite, sauf la saillie extérieure, et dont il se séparait par une lacune sensible seulement à la pression.

Au commencement de septembre, Ducrost put se lever; un mois plus tard, il marchait à l'aide de béquilles dans la salle. Le malléole s'était soudée à la diaphyse. Le malade, plus confiant de jour en jour, fit au commencement de novembre une chute qui faillit tout compromettre par une entorse du pied accompagnée de la rupture du pont osseux jeté entre la partie la plus résistante de l'os régénéré et la malléole. Pendant un mois, il fut réintégré dans la gouttière. Le travail inflammatoire qui se développa autour de cette fracture imprima peut-être une nouvelle activité à la réparation osseuse. Toujours est-il qu'à la fin de décembre le tibia, bien qu'assez mince en bas où une dépression persistante indique qu'il n'a été reproduit que dans le tiers environ de son diamètre, est cependant assez résistant pour que le jeune malade se soit quelquefois hasardé, malgré nos recommandations, à se porter sur la jambe gauche, aidé seulement d'une canne. Moins confiant que lui, je l'ai assujetti à l'usage d'un tuteur métallique double, fixé par une ceinture au-dessus du bassin. J'espère cependant, eu égard aux progrès de l'ossification qui se continue encore, lui voir quitter plus tard cet appareil.

En résumé, résection de 12 centimètres 1/2 de l'extrémité inférieure et articulaire du tibia; reproduction totale dans le tiers supérieur, incomplète, mais progressant encore dans les deux tiers inférieurs. La régénération sera probablement suffisante pour la marche sans appareil. Il y a actuellement un peu de déversement en dedans du pied par suite d'un raccourcissement de 1 centimètre à peu près de l'os régénéré. Tels sont les résultats acquis de cette opération traversée par tant d'incidents fâcheux.

L'observation s'arrête en janvier 1869.

OBSERVATION VII.

Arthrite suppurée du cou-de-pied accompagnée de symptômes graves; résection tibio-tarsienne sous-périostée; formation de deux masses ostéoïdes au niveau des malléoles; mort par phthisie pulmonaire. (Publiée en partie dans le livre de M. Ollier.)

Claudine Colonget, 27 ans, entre à l'Hôtel-Dieu, le 27 juin 1866, n° 100, salle Saint-Paul. Bonne santé antérieure, antécédents tuberculeux et scrofuleux (ascendants maternels) dans la famille. Il y a cinq mois, douleurs aiguës dans les deux articulations tibio-tarsiennes et dans le coude gauche. Persistance des douleurs dans le cou-de-pied droit; fièvre; abcès autour de l'articulation. Depuis lors, suppuration continue par une fistule située sous la malléole; la malade garde le lit, et sa santé dépérit de jour en jour. A son entrée à l'Hôtel-Dieu, on constate que la suppuration vient de l'articulation : le stylet pénètre entre les surfaces articulaires et s'enfonce à 7 centimètres, jusque sous la malléole péronière.

Opération le 17 juillet. Résection sous-périostée du tibia et du péroné; les deux os sont sciés : le tibia à 6 centimètres de la pointe de la malléole, le péroné à 5 centimètres. L'astragale, étant superficiellement altéré, est légèrement abrasé et touché au fer rouge. (Bandage amidonné.) Les portions d'os enlevées sont atteintes d'ostéite raréfiante, avec dégénérescence graisseuse. Les suites immédiates de cette opération furent assez simples. La fièvre diminue au quatrième jour; les douleurs avaient disparu immédiatement après l'opération. Mais bientôt un érysipèle envahit simultanément les deux jambes, plus intense à la jambe non opérée qu'à la jambe opérée; suppuration bleue; fièvre continue.

Le 25 août, ces accidents s'étant amendés, nous envoyons la malade dans son pays, à Cluny, où elle a été soignée depuis lors par le Dr Symian, chirurgien de l'hôpital de cette ville. La malade a été longtemps à se remettre de la secousse occasionnée par les dernières complications; mais l'état général s'est amélioré peu à peu, et aujourd'hui, 15 octobre, tout fait espérer un bon résultat. Le pied est dans l'axe de la jambe; la malade la soulève sans peine; il y a toujours de la suppuration et du gonflement au niveau du cou-de-pied, mais le pied acquiert chaque jour plus de mouvement et de solidité. On sent deux masses ostéoïdes au niveau des malléoles, une de chaque côté.

Janvier 1869. Une lettre du Dr Symian nous apprend que cette malade est morte phthisique, lorsque tout faisait bien augurer du résultat de l'opération. — L'autopsie n'a pu être faite.

OBSERVATION VIII.

Tumeur blanche suppurée de l'articulation tibio-tarsienne; résection sous-périostée; productions osseuses irrégulières; absence de consolidation; amputation consécutive; guérison; autopsie de la jambe réséquée. (Inédite, communiquée par M. Laroyenne.)

Gilbert (Hugues), âgé de 14 ans, frère au pénitencier d'Oullins, entre en avril 1868 salle Saint-Sacerdos, n° 65.

Les parents sont vivants et bien portants; le malade a eu huit frères et sœurs, dont deux sont morts; les autres, dit-il, n'ont jamais rien présenté qui ressemblât à sa maladie. Il s'est lui-même bien porté jusqu'à l'âge de 13 ans. Il fit alors une chute d'un arbre très-élevé (20 pieds environ). Il tomba sur les deux mains étendues; il y eut une fracture du cubitus droit, ou peut-être seulement un décollement épiphysaire. Au dire du malade, il y aurait eu perforation de la peau et saillie d'un des fragments. On constate encore, en avant de l'extrémité inférieure du cubitus, une cicatrice transversale que le malade fait remonter au moment de l'accident. La main gauche ne fut le siége d'aucun désordre immédiat; mais, huit ou dix jours après, le poignet devint douloureux; cette douleur disparut bientôt spontanément. Huit mois après l'accident, un déplacement de la main sur l'avant-bras se produisit et s'accrut graduellement, de telle sorte que l'axe de l'avant-bras finit par faire, avec celui de la main, un angle considérable; l'extrémité inférieure du cubitus fit une forte saillie; la main et le carpe se déjetèrent en dehors. A cette même époque (c'est-à-dire huit jours après la chute), le membre inférieur droit devient douloureux, s'œdématie, ainsi que le pied de l'autre côté; la douleur se localise bientôt à l'articulation coxo-fémorale droite; la marche est rendue impossible; le malade se met au lit, qu'il tient pendant cinq mois. —On met des vésicatoires sur la hanche; l'arthrite se termine, au bout de ce temps, par une ankylose complète.

A peu près à cette époque (un an environ après sa chute), une fistule s'ouvre au niveau de l'extrémité inférieure du cubitus droit, à 1 centimètre environ au-dessus de la cicatrice qu'on y remarque. Les douleurs furent peu vives; la suppuration se tarit au bout d'une huitaine de jours.

Au mois de mars 1867, le coude gauche devient douloureux, tuméfié, raide; une fistule s'établit à la partie inférieure du bord externe de l'humérus, à quelques millimètres au-dessus de l'épicondyle. L'état aigu ne dure guère que huit ou dix jours; la fistule se ferme peu à peu; les mouvements reviennent en grande partie.

A la même époque, l'articulation tibio-tarsienne du côté droit est prise à son tour. Douleurs suivies, au bout de quinze jours, du gonflement de la région; l'articulation s'enraidit, la marche devient impossible. Des abcès multiples se développent au dos du pied; des fistules s'établissent au mois de juin 1867.

Le mal reste stationnaire jusqu'au mois d'avril 1868. C'est à ce moment que le malade entre à l'hôpital. Le pied droit est le siége d'une tumeur blanche déjà avancée; il y a une tuméfaction considérable du tarse, surtout sur la face dorsale; douleur assez grande au même niveau; la peau est altérée; les fistules sont ainsi réparties : deux au côté interne, immédiatement derrière la malléole, une à la partie externe de la face dorsale du pied, une autre derrière la malléole externe; la suppuration n'est pas très-abondante; les mouvements sont très-douloureux; le pied est placé un peu dans l'extension. La fistule du côté gauche est fermée; la flexion de cette dernière articulation est limitée à un angle de 80 degrés; l'extension ne peut se faire complétement; les mouvements de rotation sont très-bien conservés, contrairement à ce qu'on voit du côté droit, où le cubitus présente une incurvation dans le sens de la longueur, à convexité tournée en avant.

Mai 1868. On se propose de tenter la résection tibio-tarsienne, se réservant de faire une amputation si la résection ne donnait pas le succès attendu.

Le malade est éthérisé; puis on fait une incision sur chaque malléole, sur une longueur de 3 à 4 centimètres, on enlève l'astragale, on rugine les autres os mis à découvert, et on promène le fer rouge dans la plaie du côté du pied.

On place le pied dans un bandage sur lequel on a ménagé une fenêtre de chaque côté pour permettre le pansement de la plaie. Le malade résiste bien à l'opération; la plaie se recouvre bientôt de bourgeons charnus et tend à s'oblitérer. On envoie le malade faire un séjour à Longchêne (hôpital de convalescents). Il revient au bout d'un mois et demi. Les deux plaies interne et externe présentent un bourgeonnement excessif. Ces bourgeons sont pâles; ils débordent de chaque côté et donnent au cou-de-pied un volume considérable; au centre a persisté une fistule qui va d'un côté à l'autre.

On essaye des injections détersives et excitantes à travers la fistule, on passe des sétons de Canquoin. La douleur excessive que toutes ces opérations provoquent chez le malade fait qu'on se résout à l'amputation deux mois après la résection.

Les suites de l'amputation sont simples. Le malade est envoyé de nouveau à Longchêne, d'où il revient revient deux mois après. A son retour, l'état général est excellent, la plaie à peu près cicatrisée. On lui fait construire un appareil, et il sort dans le courant d'octobre.

Le pied, examiné après l'amputation, présente les particularités suivantes : du côté du pied, carie et friabilité des os qui se laissent pénétrer facilement par le stylet; pas de reproduction osseuse de ce côté; sur la jambe, à l'endroit où a porté la section, on remarque des deux côtés une production dure, de consistance osseuse en certains points, cartilagineuse dans d'autres, dirigée, celle du tibia en dedans, celle du péroné en dehors. Cette direction transversale a été produite par les déplacements du pied et la pression de ce dernier contre les os de la jambe. Cette direction transversale avait pris les proportions d'une complication, car un des fragments reproduits avait relevé et perforé la peau. C'est à peine si l'on rencontre des traces d'ossification du côté de la coupe; bien plus, il existe une double concavité à direction antéro-postérieure et transversale, correspondant à une saillie en sens inverse de la face supérieure du calcanéum. Le tibia et le péroné se sont donc creusés de manière à constituer une espèce de mortaise, et le calcanéum représente en quelque sorte la saillie astragalienne.

Si l'on ajoute à cela les masses osseuses et ostéoïdes de nouvelle formation qui auraient pu remplacer les malléoles et donner de la solidité latérale, on voit que tous les éléments d'une articulation ginglymoïdale existaient; mais, soit les pressions du pied et sa mobilité sur la jambe dans les pansements ou les transports du malade, soit les mauvaises conditions générales (mauvaise santé antérieure, séjour prolongé à l'hôpital), qui avaient amené dans cette plaie un bourgeonnement excessif et de mauvaise nature, le résultat a été compromis et l'amputation est devenue nécessaire.

OBSERVATION IX.

Arthrite suppurée; résection; amputation trois jours après; mort. (Inédite, communiquée par M. Laroyenne.)

Mme P... âgée de 44 ans, de Rive-de-Gier, est malade depuis deux ans. — Les douleurs, qui pendant ce temps avaient été supportables, et se bornaient à provoquer une boiterie qui gênait la marche sans l'empêcher, devinrent brusquement intolérables et déterminèrent cette femme à entrer à l'Hôtel-Dieu. On constate deux fistules à 1 centimètre de l'extrémité malléolaire; le stylet arrive jusque dans la cavité articulaire, et l'on constate des surfaces dures dénudées, qui ne se laissent pas pénétrer. Aucune fistule ne siége sur le tarse. Le symptôme le plus accusé réside dans les douleurs insupportables qui rendent le sommeil impossible, et enlèvent toute espèce d'appétit à la malade. Cependant elle refuse l'amputation de la jambe au tiers inférieur. On lui propose alors la résection de l'articulation tibio-tarsienne, tout en se réservant de pratiquer une amputation consécutive, si les circonstances venaient à le commander. On résèque les extrémités tibiale et péronière exclusivement; la consistance du tissu osseux de l'astragale donne l'espoir qu'il n'est pas assez altéré pour ne pas se cicatriser. Le soir même de l'opération et le lendemain les douleurs intolérables qui l'avaient nécessitée s'aggravent encore. Les attelles plâtrées destinées à maintenir le pied à angle droit sont enlevées, et le membre est placé dans une gouttière. La tuméfaction du pied augmente, une crépitation gazeuse se manifeste sur plusieurs points; l'amputation est jugée indispensable trois jours après la résection. La mort survient cinq jours après cette dernière opération.

Faits de Langenbeck (1).

I. Officier russe âgé, blessé à l'Alma par une balle Minié qui avait brisé l'articulation du pied; résection sous-périostée de 4 pouces (2) du tibia et d'une grande partie de l'astragale; ankylose; pas de raccourcissement; reproduction osseuse très-riche (3).

II. Werkmeister, Prusse royale, tambour au régiment des grenadiers du corps n° 8, blessé, le 28 mars, d'un coup de carabine tiré de très-près : entrée de la balle dans la malléole interne, sortie par la malléole externe; pied gauche.

Résection sous-périostée dans la longueur de 2 pouces et demi, et de la surface articulaire supérieure de l'astragale, le 1er mai, avec le docteur militaire Baum, au lazaret de Rinkenis. — Guérison avec ankylose; pas de raccourcissement.

III. Holcke, fusilier, Prusse royale, blessé le 18 avril, réséqué le 3 mai, dans le lazaret de Rinkenis, avec le chirurgien militaire Weise. Les malléoles réséquées, présentées à l'assemblée, sont divisées en 17 fragments, et représentent une longueur de 3 pouces. Mort par gangrène nosocomiale le 14 mai 1864.

IV. Volontaire danois, comte de Wedell Jurlsberg, blessé le 29 juin, à Alsen : fracture, par arme à feu, de l'articulation du pied droit. Entrée de la balle, tirée de très-près, ras au-dessous de la molléole interne.

---

(1) Ueber Resection des Fungelenks bie Schunfracturen desselben, etc. (Berlin Klinische Wochenschriff, 23 janvier 1865), Ollier, t. II, p. 405, traduit littéralement par M. Pochoy, interne des hôpitaux de Lyon.

(2) Le pouce prussien mesure 26 millimètres; l'ancien pouce français, 27 millimètres; le pouce métrique, 30 millimètres.

(3) Non seulement la reproduction osseuse était très-riche, mais elle devait être complète puisqu'il n'y avait pas de raccourcissement. La contradiction qui existe dans cette phrase nous a paru indiquer de l'exagération et nous a mis en défiance. Aussi nous ne nous sommes servis de cette observation et des suivantes que pour la statistique et pour le résultat qui évidemment était beau. D'ailleurs elles sont tellement incomplètes qu'elles ne peuvent servir à autre chose.

Résection sous-périostée de l'extrémité inférieure du tibia et de la surface articulaire supérieure de l'astragale, en tout 3 pouces et demi (la malléole externe non lésée fut laissée), le 19 août, au lazaret de Broogger, avec le Dr Hagemann. — En octobre, guérison presque complète avec jolie forme de l'articulation. Les os présentés forment 8 fragments. La portion d'astragale réséquée est fracturée suivant des directions diverses, et contient un morceau de la face articulaire antérieure.

V. Volontaire danois. Lieutenant Leth (candidat de théologie) blessé le 29 juin, à Alsen: fracture par arme à feu de l'extrémité inférieure du tibia et du péroné du côté gauche; entrée de la balle en avant à travers la crête du tibia; sortie en arrière près du tendon d'Achille. Dislocation considérable du pied. Résection sous-périostée d'un morceau de tibia long de 4 pouces, le 29 juillet, dans le lazaret du château d'Augustenbourg, avec les docteurs Geisler et Vogelsang. L'extrémité inferieure du tibia, présentée à la Société, est divisée en 14 gros fragments. La malléole externe, fracturée simplement en travers, et la surface articulaire supérieure de l'astragale dépouillée de son cartilage, furent laissées. Guérison magnifique.

VI. Grœn, de Hadersleben, fusilier au 5e régiment danois, blessé le 29 juin, à Alsen : fracture comminutive complète de l'articulation du pied, avec dislocation considérable du pied.

Résection sous-périostée des deux malléoles, extraction de tout l'astragale, le 15 juillet, avec le Dr Volmer, au lazaret de Windmühle, à Sonderburg. Les os réséqués, présentés à la Société, comprennent les deux malléoles fracturées, dans la longueur d'un pouce et demi, et dans tout l'astragale divisé en nombreux fragments. La guérison fut complète en octobre, avec de très-jolies formes du pied.

VII. Thicle (1), blessé le 3 juillet 1866, à la bataille de Kœniggrætz : fracture par arme à feu de la malléole externe et de l'astragale du côté droit. Résection sous-périostée de la malléole externe dans une étendue de 2 pouces et de la surface articulaire

---

(1) Ueber die schussfracturen der gelenke und irhe behandlung. von B. Von Langenbeck. Berlin, 1868, in-8.

Nous devons la traduction de ces cinq derniers faits de Langenbeck à notre ami et collègue dans les hôpitaux de Lyon, M. Morin.

supérieure de l'astragale, le 26 juillet 1866, au lazaret du château de Horic. Guérison presque complète le 30 août 1866.

VIII. Michel Wagner, blessé le 3 juillet 1866 : fracture par arme à feu de l'articulation du pied droit. Résection sous-périostée dans une étendue de 2 pouces et quart du péroné, du tibia et de la surface articulaire de l'astragale. Lazaret de Horie, 26 juillet 1866. Guéri en août 1866.

IX. Bissig. Coup de feu à l'articulation du pied droit ; balle dans l'astragale ; blessé le 3 juillet 1866 à la bataille de Kœniggrætz. Résection sous-périostée de l'extrémité inférieure de la malléole externe. Extraction complète de l'astragale en même temps que de la balle le 26 juillet 1866. Lazaret de Horic. Mort en août 1866 par gangrène survenue à la suite de la constriction opérée par l'appareil, accompagnée d'une grande prostration des forces. (D'après le rapport de M. le Dr Hohn, médecin de l'état-major.)

X. Charles Staundiger, âgé de 21 ans, blessé le 3 juillet 1866. Une grenade lui avait fracturé l'articulation du pied droit. Résection de l'extrémité inférieure de la malléole externe et de la face articulaire supérieure de l'astragale dans une étendue de 2 pouces, le 31 juillet 1866 ; lazaret de Horic ; guérison en septembre 1866.

XI. Fitzner, 24 ans, blessé le 3 juillet 1866, à Kœniggrætz : fracture comminutive de l'articulation du pied gauche par une grenade, sans désordres étendus de la peau. Résection sous-périostée de la malléole externe, dans une étendue de 2 pouces 3 quarts, le 7 août 1866. Lazaret de Liegnitz. Guérison en octobre 1866, sans raccourcissement. Régénération complète de la malléole.

CONCLUSIONS.

1° La méthode sous-capsulo-périostée agrandit le champ d'application de la résection tibio-tarsienne, en perfectionne notablement les résultats, et en diminue singulièrement les dangers.

2° Cette opération n'impose pas de limites aussi étroites à l'action du chirurgien, et lui permet d'enlever toutes les parties malades, de laisser toutes les parties saines, les premières devant être régénérées chez les jeunes sujets au moins.

3° La conservation de la malléole externe est généralement d'une très-grande utilité pour la beauté et la perfection du résultat.

4° Chez les adultes et les vieillards, on peut faire chevaucher les fragments du péroné, ou réséquer au besoin une portion de cet os pour obtenir du raccourcissement.

5° Si on recherche l'ankylose ou si on ne peut l'éviter, on doit s'efforcer de l'obtenir non à angle droit, mais à angle obtus ouvert en avant.

6° Si le péroné seul est brisé comminutivement, s'il y a plaie et ouverture de l'articulation, et qu'on fasse la résection du péroné, il faut réséquer également le tibia. On ne doit pas, à plus forte raison, réséquer seulement une portion de la malléole tibiale.

7° Si l'astragale est atteint par la carie, il faut l'enlever tout entier.

8° Si les autres os du tarse sont envahis également, on doit amputer, à moins que ce ne soit chez un jeune enfant.

9° Les cas dans lesquels la cautérisation et l'évidement réussiront ne comportent pas l'indication de la résection. Ces deux méthodes échoueront, au contraire, dans les cas où il y a véritablement indication de cette dernière opération, c'est-à-dire dans les cas d'arthrite suppurée. C'est, nous l'avons dit, pour les lésions juxta-épiphysaires et épiphysaires que l'évidement est indiqué. La cautérisation est avantageusement employée chez les enfants, et dans les cas où les os sont profondément médullisés.

10° La résection sous-capsulo-périostée offre, sur l'amputation sus-malléolaire ou au lieu d'élection, des avantages incontestables.

Elle est moins dangereuse, et elle permet d'espérer :

a. Le rétablissement de l'articulation sur son type primitif, et le retour complet de la fonction (marche, course, danse, etc.);

b. Le rétablissement incomplet de l'articulation, mais la possibilité de la marche et de l'effort aussi considérable qu'avant l'opération, grâce à un appareil à tuteurs latéraux;

c. Enfin, la possibilité de la marche et d'un effort modéré dans les cas les moins favorables.

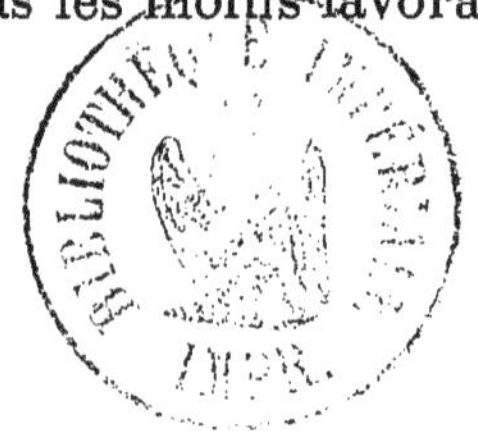

FIN

A. Parent, imprimeur de la Faculté de Médecine, rue Mr-le-Prince, 31.

Paris — A. PARENT imprimeur de la Faculté de Médecine, rue Monsieur-le-Prince 31

www.ingramcontent.com/pod-product-compliance
Ingram Content Group UK Ltd.
Pitfield, Milton Keynes, MK11 3LW, UK
UKHW020410230726
13925UKWH00003B/1337